ナースビギンズ

一人前をめざす
ナースのための
明日から使える
看護手技

看るべき
ところが
よくわかる

ドレーン管理

[編集]
藤野智子
聖マリアンナ医科大学病院
急性・重症患者看護専門看護師
集中ケア認定看護師

福澤知子
聖マリアンナ医科大学病院
集中ケア認定看護師

南江堂

執筆者一覧

● 編集

藤野　智子　　聖マリアンナ医科大学病院
　　　　　　　急性・重症患者看護専門看護師，集中ケア認定看護師

福澤　知子　　聖マリアンナ医科大学病院　集中ケア認定看護師

● 執筆（50音順）

伊藤　貴公　　国家公務員共済組合連合会平塚共済病院心臓集中治療室
　　　　　　　集中ケア認定看護師

今井　竜太郎　医療法人親仁会米の山病院　集中ケア認定看護師

髙橋　健二　　地方独立行政法人山口県立病院機構山口県立総合医療センター ICU
　　　　　　　集中ケア認定看護師

藤﨑　智文　　地方独立行政法人大牟田市立病院　集中ケア認定看護師

増居　洋介　　北九州市立医療センター　集中ケア認定看護師

山下　亮　　　北九州市立八幡病院 救命救急センター　集中ケア認定看護師

序　文

　臨床現場においてドレーン挿入は，救急，集中治療領域から外科病棟，内科病棟，あるいは在宅の患者さんにも幅広く行われています．私たち看護師は，どの分野であろうと，様々なドレーン管理・ドレーン挿入中の患者さんの看護を行っています．

　ドレーンは，目的や扱いも様々であり，中には緊急性を伴うものもあります．ドレーンを見慣れない初心者は，ドレーンをどう扱ったらいいのだろう？　何をどうみたらいいのだろう？　と不安な思いや，怖い経験をしたこともあるのではないでしょうか．

　ドレーンが教えてくれる情報である排液量や性状は，患者さんの体の中で起こっている見えない情報を教えてくれるものでもあります．患者さんの情報は，ベッドサイドにたくさんありますが，それを生かすかどうかは自分次第です．また，ドレーン挿入中の管理が適切でないと患者さんは苦痛を伴い，生命の危機に直結する場合もあります．私たち看護師は，患者さんの一番身近にいる医療者であり，毎日患者さんの様子を観察しています．観察することはもちろんのこと，安全に患者さんのケアや看護を行っていくことが求められています．

　そこで本書は，ドレーンの目的や必要性とともに，どのようにドレーン挿入中の患者さんを観察していくのか，「基本」「安全の視点」「看護」という柱で記載しています．

　第1章ではドレーン管理の基本をおさえ，第2章では基本のドレナージシステムについて記載しています．そして第3章では，部位別のドレーン管理の実際を記載しています．ここでは「看るべきところ」をおさえ，ドレーンを安全に管理・観察するためのポイントを記載しています．各ドレーンのトラブル時にどのような観察をしたらよいのか，どのように対処するべきなのかを記しました．ドレーン管理が初めての看護師や，2〜3年目くらいの看護師に，まず知ってほしいことを網羅した内容になっています．

　数あるドレーン管理の書籍の中から，本書を手に取ってくださりありがとうございます．日々の看護実践の一助となることを期待しています．

　最後に，本書の刊行にあたり，執筆くださった集中ケア認定看護師の，伊藤貴公氏，今井竜太郎氏，髙橋健二氏，藤﨑智文氏，増居洋介氏，山下亮氏に心より感謝いたします．また，本書の企画から刊行までご尽力いただいた南江堂看護編集部の竹田博安氏に御礼申し上げます．

2014年3月

藤野　智子
福澤　知子

看るべきところがよくわかる　ドレーン管理

CONTENTS

第1章　ドレーン管理の基本

A　ドレーンとは，ドレナージとは　　伊藤貴公　2
1. ドレナージの目的・必要性 … 2
2. ドレーン管理の流れ：観察のポイントと抜去のタイミング … 3
3. 事例でみるドレーン管理の流れ … 4

B　ドレナージの分類　　増居洋介　6
1. ドレナージの目的による分類 … 6
2. ドレナージの排液方法による分類 … 8
3. ドレナージの原理による分類 … 10
4. ドレナージの吸引間隔による分類 … 13
5. ドレーン留置部位によるドレナージの分類 … 14

C　ドレーンの素材と形状　　伊藤貴公　16
1. ドレーンの素材 … 16
2. ドレーンの形状 … 16

D　ドレーン管理の基本と看護師の役割　22
1. 管理・観察 … 23
   - 管理・観察①　開通確認・閉塞予防　　髙橋健二　23
     - 実践！ ミルキングの実際の手順 … 26
       - ワンポイント　ミルキング時に痛みがある場合 … （伊藤貴公）27
   - 管理・観察②　事故予防（予定外抜去，接続外れ，埋没）　　髙橋健二　29
     - ワンポイント　適切なドレーンのテープ固定のしかた … （増居洋介）30
     - 実践！ ドレーンのテープ固定の手順（一例） … （今井竜太郎）31
       - ワンポイント … （伊藤貴公）32
     - Column　ドレーン接続部に使用する消毒薬 … （今井竜太郎）32
   - 管理・観察③　排液の観察　　髙橋健二　33
   - 管理・観察④　ドレーン刺入部の感染徴候　　増居洋介　34
   - 管理・観察⑤　ドレーン固定部の皮膚障害　　増居洋介　34

管理・観察⑥　疼痛の評価 ………………………………………………… 今井竜太郎　35
　　　管理・観察⑦　ドレーンの抜去（予定抜去）……………………………… 伊藤貴公　37
　2. 感染対策 ……………………………………………………………………………… 髙橋健二　38
　3. 精神的ケア …………………………………………………………………………… 髙橋健二　42
　　　Column　せん妄について ……………………………………………………………………　43

第2章　主なドレナージシステム

A 低圧持続吸引システム　46
　1. 低圧持続吸引システムに共通の目的と適応 ……………………………………… 髙橋健二　46
　2. 吸引機能が備わった排液バックに共通の特徴 …………………………………… 髙橋健二　47
　3. 低圧持続吸引システムの使用方法 ………………………………………………………………　48
　　　バネ式低圧持続吸引システム　48
　　　　※1），3），4）：髙橋健二，2）：伊藤貴公
　　　握り型式低圧持続吸引システム　51
　　　　※1），3），4）：髙橋健二，2）：伊藤貴公
　　　バルーン式低圧持続吸引システム　54
　　　　※1），3），4）：髙橋健二，2）：伊藤貴公
　　　電動式低圧吸引器　56
　　　　※1），2），3）：今井竜太郎，4）：増居洋介，5），6）：伊藤貴公
　　　　実践！　アクアシールの交換方法 …………………………………………（増居洋介）　58
　4. 低圧持続吸引システムに共通のトラブルシューティング ……………………… 髙橋健二　61
　　　Column　陰圧創傷治癒システム（V.A.C.ATS® 治療システム）……（藤﨑智文）　62

B 自然圧ドレナージシステム　　　　　　　　　　　　　　　　　　　藤﨑智文　63
　1. 自然圧による開放式ドレナージシステム ………………………………………………………　63
　2. 自然圧による閉鎖式ドレナージシステム ………………………………………………………　65
　3. 開放式と閉鎖式の比較 ……………………………………………………………………………　66

C 胸腔ドレナージシステム　　　　　　　　　　　　　　　　　　　今井竜太郎　67
　1. 胸腔ドレナージシステムの物品とパーツの名称・役割 ………………………………………　67
　2. 胸腔ドレナージシステムの目的と適応 …………………………………………………………　68

3. 胸腔ドレナージシステムの原理　69
4. 胸腔ドレナージシステムの使用方法　71

D 脳室ドレナージシステム　髙橋健二　72

1. 脳室ドレナージシステムの物品とパーツの名称・役割　72
2. 脳室ドレナージシステムの目的と適応　73
3. 脳室ドレナージシステムの原理　73
4. 脳室ドレナージシステムの排液の廃棄方法　75

第3章 部位別のドレーン管理の実際

A 胸腔ドレナージ　増居洋介　78

1. 胸腔ドレナージの目的と適応　79
   - Column　気胸の種類　（今井竜太郎）　79
2. 胸腔ドレナージの管理・観察のポイント　80
   - Column　ドレーン内の排液貯留による吸引圧の変化　（髙橋健二）　81
   - Column　呼吸性移動にくわしくなる　83
3. 胸腔ドレナージの感染対策　86
4. 胸腔ドレナージの合併症　87
   - Column　皮下気腫の有無の見かた　87
5. 胸腔ドレーンの抜去の判断　88
6. 胸腔ドレナージ中の移動時の管理方法　89
7. 胸腔ドレナージのトラブルシューティング　90
   - 実践！ 胸腔ドレーンをベッドサイドで挿入！　92

B 心囊ドレナージ　伊藤貴公　96

1. 心囊ドレナージの目的と適応　97
   - Column　心タンポナーデの原因とドレナージの実際　98
2. 心囊ドレナージの管理・観察のポイント　99
3. 心囊ドレナージの感染対策　102
4. 心囊ドレナージの合併症　102
5. 心囊ドレーンの抜去の判断　102
6. 心囊ドレナージ中の移動時の管理方法　104

7. 心嚢ドレナージのトラブルシューティング ……………………………………… 105

C 脳室ドレナージ　　　　　　　　　　　　　　　　　　　　　山下　亮　107

1. 脳室ドレナージの目的と適応 …………………………………………………… 108
    - Column 水頭症とは ……………………………………………………… 109
2. 脳室ドレナージの管理・観察のポイント ………………………………………… 110
    - Column サイフォンの原理によるオーバードレナージ ……………………… 111
    - Column 頭蓋内圧亢進症例で頭部挙上をする理由 …………………………… 111
    - 実践！ ドレナージ圧の設定手順 ………………………………………… 112
3. 脳室ドレナージの感染対策 ……………………………………………………… 115
4. 脳室ドレナージの合併症 ………………………………………………………… 116
    - Column オーバードレナージでは，硬膜下血腫になる？ ……………………… 116
5. 脳室ドレーンの抜去の判断 ……………………………………………………… 117
6. 脳室ドレナージ中の移動時の管理方法 …………………………………………… 117
7. 脳室ドレナージのトラブルシューティング ……………………………………… 118
   ※3），4），6）：藤﨑智文

D 脳槽ドレナージ　　　　　　　　　　　　　　　　　　　　　山下　亮　122

1. 脳槽ドレナージの目的と適応 …………………………………………………… 123
    - Column くも膜下出血における脳動脈瘤クリッピング術後は，
      なぜ，脳室ドレナージも脳槽ドレナージも留置されるのか？ ……………… 123
2. 脳槽ドレナージの管理・観察のポイント ………………………………………… 124
    - Column そのほかの頭部のドレナージ ……………………………………… 126
3. 脳槽ドレナージの感染対策 ……………………………………………………… 127
4. 脳槽ドレナージの合併症 ………………………………………………………… 127
5. 脳槽ドレーンの抜去の判断 ……………………………………………………… 127
6. 脳槽ドレナージ中の移動時の管理方法 …………………………………………… 127
7. 脳槽ドレナージのトラブルシューティング ……………………………………… 127
    - Column 脳血管攣縮の予防 ……………………………………………… 128

E スパイナルドレナージ（腰椎ドレナージ）　　　　　　　　　藤﨑智文　129

1. スパイナルドレナージの目的と適応 ……………………………………………… 130
2. スパイナルドレナージの管理・観察のポイント ………………………………… 131
3. スパイナルドレナージの感染対策 ………………………………………………… 132
4. スパイナルドレナージの合併症 ………………………………………………… 133

5. スパイナルドレーンの抜去の判断 ……………………………………… 133
  6. スパイナルドレナージ中の移動時の管理方法 ………………………… 133
  7. スパイナルドレナージのトラブルシューティング …………………… 133

F 腹腔ドレナージ　　　　　　　　　　　　　　　　　今井竜太郎　134

  1. 腹腔ドレナージの目的と適応 …………………………………………… 136
  2. 腹腔ドレナージの管理・観察のポイント ……………………………… 137
  3. 腹腔ドレナージの合併症 ………………………………………………… 140
  4. 腹腔ドレナージの感染対策 ……………………………………………… 141
  5. 腹腔ドレーンの抜去の判断 ……………………………………………… 141
  6. 腹腔ドレナージ中の移動時の管理方法 ………………………………… 141
  7. 腹腔ドレナージのトラブルシューティング …………………………… 142

G 胆道ドレナージ　　　　　　　　　　　　　　　　　山下　亮　144

  1. 胆道ドレナージの目的と適応，種類 …………………………………… 145
     Column　胆道ドレナージの挿入方法 ……………………………… 146
  2. 胆道ドレナージの管理・観察のポイント ……………………………… 147
  3. 胆道ドレナージの感染対策 ……………………………………………… 149
  4. 胆道ドレナージの合併症 ………………………………………………… 149
  5. 胆道ドレーンの抜去の判断 ……………………………………………… 150
  6. 胆道ドレナージ中の移動時の管理方法 ………………………………… 150
  7. 胆道ドレナージのトラブルシューティング …………………………… 150
     Column　内視鏡的と経皮経肝的はどちらがよい？ ……………… 151

H 胃ドレナージ　　　　　　　　　　　　　　　　　　藤﨑智文　152

  1. 胃ドレナージの目的と適応 ……………………………………………… 153
  2. 胃ドレナージの管理・観察のポイント ………………………………… 154
  3. 胃ドレナージの感染対策 ………………………………………………… 155
  4. 胃ドレナージの合併症 …………………………………………………… 155
  5. 胃チューブの抜去の判断 ………………………………………………… 156
  6. 胃ドレナージ中の移動時の管理方法 …………………………………… 156
  7. 胃ドレナージのトラブルシューティング ……………………………… 156

I 整形外科手術後ドレナージ　　　　　　　　　　　　藤﨑智文　157

  1. 整形外科手術後ドレナージの目的と適応 ……………………………… 158

2. 整形外科手術後ドレナージの管理・観察のポイント ……………………… 158
3. 整形外科手術後ドレナージの感染対策 …………………………………… 159
4. 整形外科手術後ドレーンの抜去の判断 …………………………………… 159
5. 整形外科手術後ドレナージのトラブルシューティング ………………… 159
   Column 整形外科手術後ドレナージに関する研究の紹介 ……………… 160

● 参考文献 …………………………………………………………………………… 161

第1章 ドレーン管理の基本

ドレーン管理は誰もが「おそるおそる」から始まる

- ドレーンは治療，合併症予防，情報収集などさまざまな目的のために患者さんの体内に挿入され留置されます．このドレーン留置はさまざまな診療科における治療上，大変重要な処置の1つとなります．
- ドレーン留置は，体内に異物が挿入され体動が制限されること，出てくる排液は血液が混入したものも多いことから，患者さん，看護師ともに，重症感を感じてしまいます．そのため，管理が難しい印象を受け，ついつい目を背けたくなってしまうこともあるでしょう．
- しかし，ドレーンの管理の意義を知り，適切な方法とコツを学べば，決しておそれるものではありません．本書の第1章でドレーン管理の基礎を身に付け，第2章でさまざまなドレナージのシステムについて理解を深め，第3章で各種ドレナージの"看るべきところ"をおさえれば，きっとドレーン管理に自信がもてるようになるでしょう．

ドレーンを管理する目的とは？

- 患者さんの治療が円滑に進み，ドレーン留置の目的を果たすために，看護師は大きな役割を担っています．看護師が適切なドレーン管理を行えば，治療や合併症予防，異常の早期発見ができ，患者さんの早期回復につながります．一方で，ドレーンの管理を適切に行えていないと，治療の遷延化，回復の遅れにつながります．
- また，ドレーン留置は生体にとって非生理的なものであり，さまざまな悪影響を及ぼしてしまう可能性があります．たとえば，外界と体内が交通することで感染を引き起こす可能性があります．また，ドレーン留置による痛みや出血を伴うことがあり，体動，行動に制限をきたすこともあります．つまり，ドレーン留置は患者さんにとって精神的・身体的に影響を与え，QOLを著しく低下させる可能性があるのです．
- 看護師がドレーンの管理を行うことによって，治療上の目的を果たすこと，ドレーン留置に伴う弊害やQOLの低下を最小限にとどめることが，ドレーン管理を行う目的となります．

A ドレーンとは，ドレナージとは

1 ドレナージの目的・必要性

- ドレナージとは，排液法・誘導法などといわれ，術後や外傷後などに体内に貯留している血液やリンパ液，滲出液などの体液や膿などを，管（ドレーン）を用いて排出することです．
- ドレナージは，排液されたものを通じて，患者さんの観察を行います．排液のほとんどは，貯留することで，呼吸・循環・代謝に悪影響を及ぼします．そのため，ドレナージの目的を十分に理解し，管理・観察を行う必要があります．
- 手術後に行われるドレナージは，手術という侵襲からの回復の程度を観察するという重要な目的をもっています．また，術後出血や縫合不全などの早期発見の目的もあり，場合によっては，早急な対応が求められる場合もあります．発見が遅れた場合，生命の危機にいたるケースもあるため，適切な観察と管理が求められます．
- 治療の目的で行われるドレナージは，本来排出されるべき体液が体内に貯留することによって起こる異常を改善するために行われています．適切な排液がなされることで，患者さんの心身は改善していきます．また，排液の性状を観察することで，疾患からの回復具合やドレーンの抜去のタイミングを見計らいます．
- ドレーンは，術式・部位や患者さんの状態に合わせて選択・挿入されます．

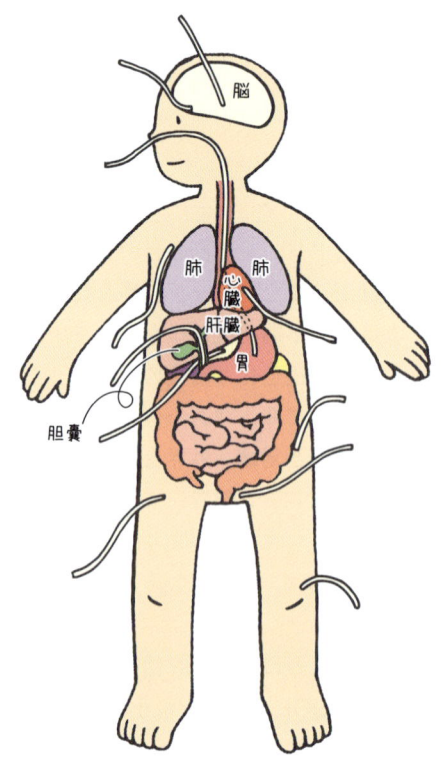

2　ドレーン管理の流れ：観察のポイントと抜去のタイミング

● それでは，ドレーン管理の基本的な流れをおさえておきましょう．

ステップ1）ドレナージの目的と部位の確認

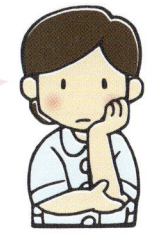

- このドレナージの目的は何だろう？
- ドレーンはどこに入っているんだろう？

開放式か閉鎖式か？
陰圧か自然圧か？
どんなドレナージシステムか？
これからくわしくみていきます

ステップ2）排液方法の確認

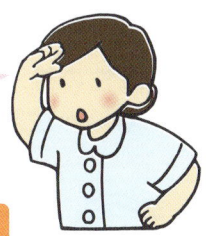

- 排液方法は何だろう？

ワンポイント
● 排液方法によって排液の観察方法が異なります．

ステップ3）管理・観察

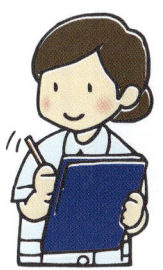

- ドレーンの屈曲・閉塞は？
- ドレーンの固定は？
- 患者さんの体位は？
- 排液の量・色・性状・においは？
- 刺入部の様子は？
- 患者さんの変化は？

ステップ4）抜去

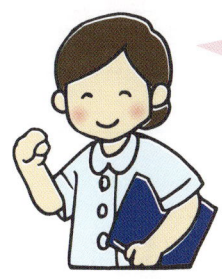

- そろそろ抜去かな？

観察項目	観察のポイント
排液量	・量が少ない ・画像（X線やエコーなど）が問題ない　など
性状	・血液様でない ・濁っていない ・粘度が低い　など
刺入部	・赤くない ・白くない ・滲出液がない　など
患者さんの様子	・痛みがない ・バイタル安定　など

ワンポイント
● ドレーン留置期間・抜去時期は，排液の性状や量に応じて決まります．

3　事例でみるドレーン管理の流れ

1 心臓の弁形成術を受け，心囊ドレーン，胸腔ドレーンが留置された患者さん．どちらも電動式の低圧持続吸引システム（チェスト・ドレーン・バック，67ページ参照）を使用．

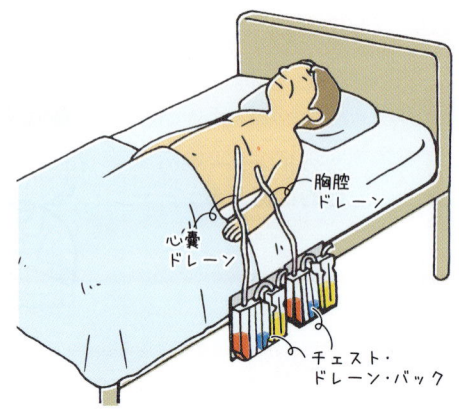

2 ドレーンの管理・観察を開始．血性の排液や気泡（胸腔内の空気の漏れ，84ページ参照）の発生がないか注意します．

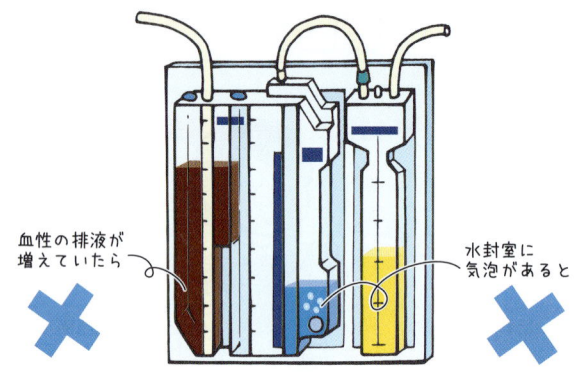

血性の排液が増えていたら ✗　　水封室に気泡があると ✗

3 術後2日目，血性の排液も空気の漏れもないため，両ドレーンを電動式のチェスト・ドレーン・バックから，機械を使わない低圧持続吸引システム（ジャクソン・プラットと気胸セット）へと変更．

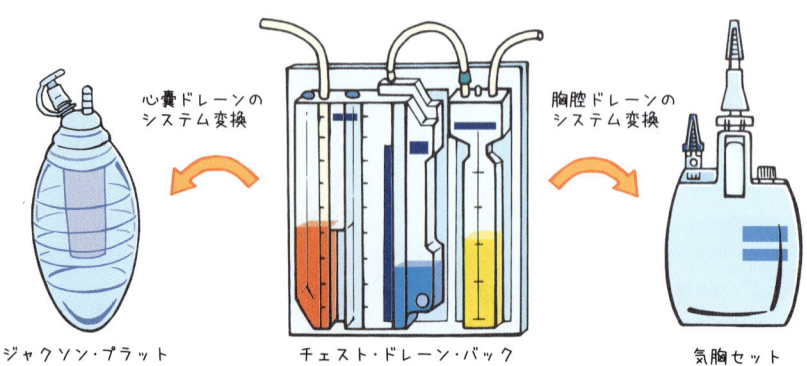

ジャクソン・プラット　　チェスト・ドレーン・バック　　気胸セット

4 術後4日目，気胸セットのモニター弁（球）が動いているのを発見!!　空気漏れの可能性があるため医師に報告．

息苦しい～
ハッ
コロコロ
気胸セット

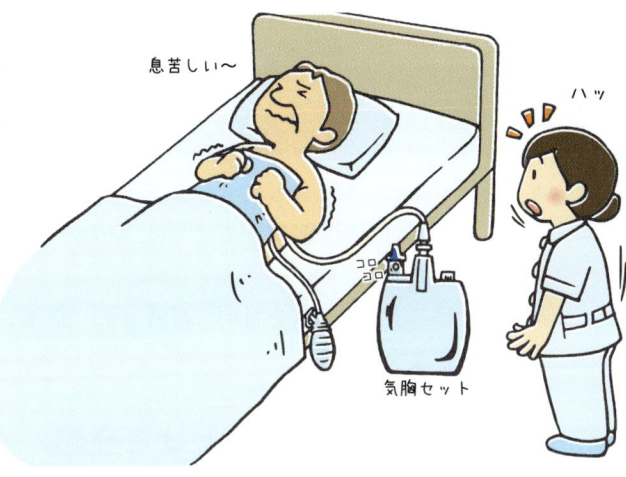

5 X線撮影を実施したところ，左肺の虚脱（気胸）を発見!!　胸腔ドレーンをチェスト・ドレーン・バックに再接続し，機械によって吸引圧を高くし管理したところ，患者さんの呼吸状態が安定．X線画像上も肺虚脱は改善しました．

陰圧管理すると
左の肺がつぶれている（虚脱）

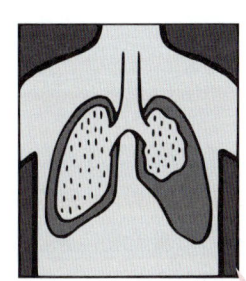

気胸発見時のX線画像　　肺虚脱改善後のX線画像

6 術後10日目，機械による陰圧管理を止め，水封（70ページ参照）で経過をみるが，空気漏れの出現なし．

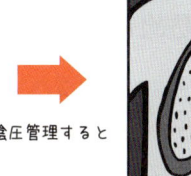

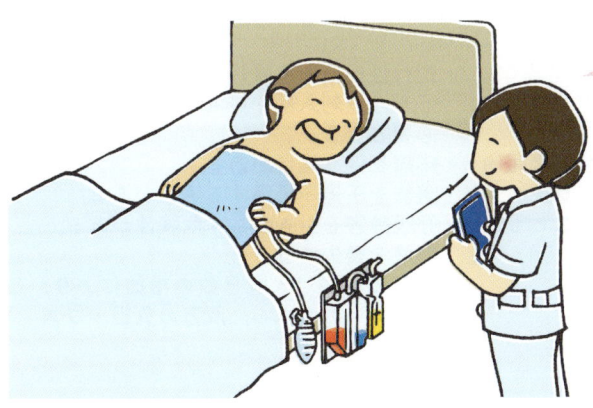

空気の漏れなし!!
呼吸苦もなし!!
肺のエア入りもOK!!

7 術後12日目，患者さんの状態が改善したことが確認され，両ドレーンを抜去．

ワンポイント

- ドレナージには，目的に応じた観察・管理の視点，合併症があります．それを十分に理解することで，異常の早期発見や抜去のタイミングにつなげます．

B　ドレナージの分類

- 一言でドレナージと言ってもさまざまな種類があります．ドレーン管理を行ううえで，ドレナージの分類を理解することは，安全管理や異常の早期発見などにつながるため，非常に重要です．
- ここでは，ドレナージを目的，排液方法，原理，吸引間隔，留置部位に分類して説明していきます．

1　ドレナージの目的による分類

- ドレナージの目的は，予防的ドレナージ，情報的ドレナージ，治療的ドレナージの3つに分類されます．

1）予防的ドレナージ

- 予防的ドレナージは，主に手術後の管理として予防的にドレーンが挿入され，出血や滲出液の貯留を防止することで，感染や臓器障害の予防を目的とします．
- 広範囲なリンパ節郭清を行った場合や，臓器切除に伴う死腔に対して留置されます．たとえば，心臓手術後の縦隔ドレナージ，呼吸器外科手術後の胸腔ドレナージ，胃切除術後のウィンスロー孔ドレナージ，S状結腸切除や直腸切除術後のダグラス窩ドレナージなどがあります．
- 予防的ドレナージの利点と欠点を表1に示します．
- 手術部位感染（SSI）対策の観点からも，予防的ドレナージの有用性とその必要性が見直されています．

表1　予防的ドレナージの利点と欠点

利点	欠点
・術後出血が早期に発見できる． ・体液の貯留を予防することで感染を防止できる． ・縫合不全や感染が生じた場合，情報的ドレナージとなり，治療的ドレナージとなって再手術を回避できることもある．	・逆行性感染の危険性がある． ・ドレーン刺入部や排液口の清潔管理が必要となる． ・疼痛を伴う場合がある． ・臓器を圧迫・損傷する場合がある． ・呼吸障害を引き起こす危険性がある． ・体液を喪失する． ・ケアの増加，入院日数の増加により，医療者・患者さん，双方の負担・コストが増える．

2）情報的ドレナージ（診断的ドレナージ）

- 情報的ドレナージは，手術後の出血や縫合不全による消化液の漏出など，手術に伴う異常の早期発見を目的とします．

表2 ドレナージの目的による分類と適応

分類	目的	適応
予防的ドレナージ	術後で，血液やリンパ液，滲出液などが体内に貯留することが予測される場合に，その貯留を防止することで，感染を予防すること．	縦隔・心囊・胸骨下ドレナージ（心臓手術） 胸腔ドレナージ（肺手術，食道手術） 脳室ドレナージ（脳手術） 右横隔膜下ドレナージ（肝切除術） ウィンスロー孔ドレナージ（胃切除術） ダグラス窩ドレナージ（直腸・S状結腸切除術） モリソン窩ドレナージ（消化管手術） 縫合部・吻合部ドレナージ 切離部ドレナージ 皮下ドレナージ　　　　　　　　　　など
情報的ドレナージ	出血や滲出液などの貯留，縫合不全などの術後合併症を早期発見すること．	
治療的ドレナージ	手術，外傷，イレウスなどのさまざまな原因によって体内に貯留している体液（血液，膿瘍，滲出液，消化液）や気体を体外へ排出すること．	脳室ドレナージ（水頭症） 心囊ドレナージ（心タンポナーデ） 胸腔ドレナージ（気胸，胸水） 胆道ドレナージ（閉塞性黄疸，胆汁うっ滞） イレウス管（腸閉塞） 腎瘻ドレナージ（水腎症）　　　　　など

> **キーワード**　挿入部？　穿刺部？　刺入部？
>
> 　ドレーンが体外から体内に挿入されるその入り口をさして，挿入部，穿刺部，刺入部といった表現が用いられます．絶対にこれが正しいというわけではありませんが，胸腔や腹腔などのドレーンが留置される部位をさして挿入部ということもあります．また，穿刺はカテーテルではよく用いられる表現ですが，ドレーンを穿刺するとはいいません．そこで本書では，ドレーンが体内に入る部分を「刺入部」と表記します．

- 情報的ドレナージの目的と予防的ドレナージの目的は重複する部分があります．
- 縫合不全が懸念される縫合部や吻合部付近に留置されます．縫合不全などの異常が発生すると，治療的ドレナージに移行します．

3）治療的ドレナージ

- 治療的ドレナージは，体内に貯留した液体や気体を体外に排出させることにより，臓器障害や病状が進行しないようにすることを目的とします．
- たとえば，水頭症に対する脳室ドレナージ，気胸に対する胸腔ドレナージ，腸閉塞に対するイレウス管，水腎症に対する腎瘻ドレナージ，閉塞性黄疸に対する経皮経肝的胆道ドレナージ（PTBD）などがあります．
- 時に，病態の原因が解除されることで治癒することもあります．たとえば，気胸に対する胸腔ドレナージや腸閉塞に対するイレウス管などです．治癒しなければ，手術適応となることもあります．

2 ドレナージの排液方法による分類

- ドレナージは，排液方法によって，閉鎖式ドレナージ，半閉鎖式ドレナージ，開放式ドレナージの3つに分類されます．
- 排液方法は，ドレナージの目的や部位，患者さんの状態に応じて選択されます．また，それぞれの排液方法に合ったドレーンや排液バックなどを用います．

1) 閉鎖式ドレナージ

- 閉鎖式ドレナージには，ドレーンと排液貯留用のバックを接続し，陰圧をかけて排液する方法（陰圧ドレナージ）と，大気圧などで自然に排液を行う方法（自然圧ドレナージ）があります．これらの方法については，次項（10ページ）でくわしくみていきます．
- 閉鎖式の利点には，逆行性感染のリスクが少ないこと，排液量を比較的正確に測定できること，排液の採取が容易にできること，ドレナージの圧調整ができることなどがあります．
- 欠点は，閉塞しやすいこと，排液バックが身体に接続されているため体動が制限されること，事故抜去や接続外れの危険性を伴うことなどです．
- 1999年のCDC（米国疾病管理予防センター）の手術部位感染（SSI）予防ガイドラインでは，逆行性感染の予防のために，閉鎖式吸引ドレナージが推奨されています[1]．
- 予防的・情報的・治療的ドレナージのすべてが適応です．

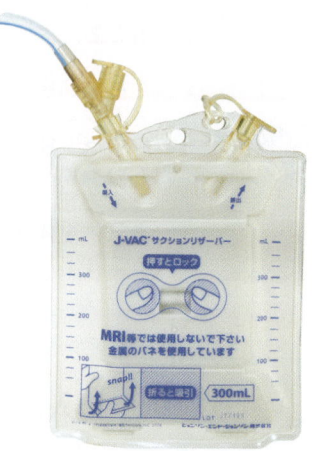

閉鎖式ドレナージに用いる排液バックの例（J-VAC）
［画像提供：ジョンソン・エンド・ジョンソン］

2) 半閉鎖式ドレナージ

- 半閉鎖式ドレナージは，開放式ドレーンにオープントップ型パウチを装着して排液する方法です．
- 排液量の多い場合は，排液バックを接続する場合もあります．
- 開放式ドレナージと同様にドレナージがよく効きます．
- 開放式ドレナージに比べ逆行性感染の危険性は軽減されますが，感染の危険性はある程度避けられません．
- パウチのコストが高いという欠点があります．

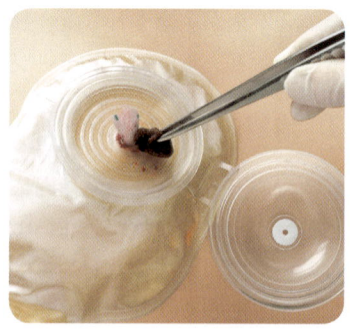

半閉鎖式ドレナージの例（開放式ドレーンにパウチ使用）
［画像提供：アルケア］

表3　ドレナージの排液方法による分類の特徴

項目	閉鎖式ドレナージ	半閉鎖式ドレナージ	開放式ドレナージ
方法	・ドレーンの一端を排液貯留用のバックに接続し、陰圧をかけて排液を促す（能動的）	・開放式ドレーンにパウチを装着（受動的）	・ドレーンの一端を切離して開放（受動的）
利点	・ドレナージの圧を調整しやすい	・ドレナージがよく効く ・閉塞しにくい	
欠点	・閉塞しやすい	・パウチのコストが高い	・外界との交通があるため感染リスクが高い
外界との交通	なし		あり
活動制限	・ドレーンがチューブに接続されているため、活動範囲が制限されやすい		・チューブが短いため、制限されにくい
排液の採取	容易		適さない
排液量の測定	正確		不正確
感染リスク	低い		高い
皮膚障害リスク	低い		高い

3）開放式ドレナージ

- 開放式ドレナージは、ドレーンの一端を体外に3～4cm出した状態で切離開放し、毛細管現象（11, 18ページ参照）、体内と大気圧との圧較差、体位により排液をして、滅菌ガーゼに吸収させる方法です.
- 早期抜去が可能な情報ドレナージや、すでに感染が起きている場合などが適応です.
- 開放式ドレナージにはペンローズドレーン（20ページ参照）などが用いられます.ドレーンが体内に入り込まないよう、安全ピンをドレーンに固定します（**下の写真**）.
- ドレーンが閉塞しにくく、ドレナージがよく効きます.
- ドレーンが排液バックに接続されていないため、離床を図りやすく、予定外抜去の危険性も軽減されます.
- 排液をガーゼで受けるため、ガーゼ交換が必要となります.
- 排液の性状・においの観察に優れますが、排液の量はガーゼの重さから測るのでやや正確性に欠けます.また、排液量が多いときは、ドレーン刺入部周囲が汚染され皮膚障害が生じやすくなるため、注意が必要です.
- 外界と交通している[*]ため、逆行性感染の危険性があります.

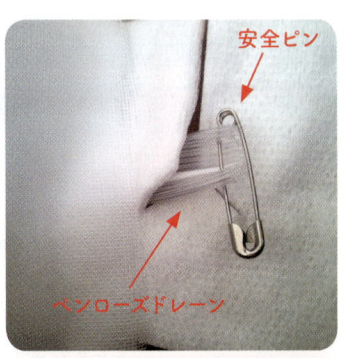

安全ピン
ペンローズドレーン

[*] 外気に対して閉鎖環境になっていない（開放されている）ことを、「外気と交通している」といいます.

3　ドレナージの原理による分類

- ドレナージは，外力（陰圧）を加えて強制的にドレナージを促すか，外力を加えることなく自然に働く力を用いてドレナージを行うかで，能動的ドレナージと受動的ドレナージの2つに分類することができます．

1）能動的ドレナージ

- 能動的ドレナージは，電動式の吸引器や吸引機能が備わった排液バックに接続し，陰圧をかけることによって強制的に排液する方法です．陰圧ドレナージともいいます．
- 能動的ドレナージは，すべて閉鎖式ドレナージとなります．
- 常に陰圧を保たなければならないドレナージや，術後のSSI（手術部位感染）予防のための創部陰圧ドレナージなどに用いられます．
- 自然排出が可能だが，ドレーンの閉塞を予防する場合にも用いられます．
- 陰圧を維持するためのしくみには，機械を用いるもの（**図1**）のほか，バネやバルーン（風船）の力を用いるものなど（**図2**）があります．これらは吸引圧が低いことから低圧持続吸引システムとよばれ，その吸引方法を<u>低圧持続吸引</u>といいます．
- 排液の廃棄操作は感染の機会となるため，廃棄は必要最低限とし，廃棄時には清潔操作に留意が必要です．

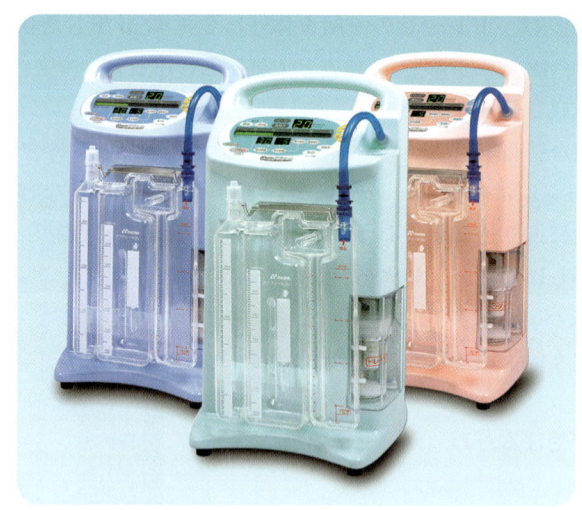

図1　電動式低圧吸引器（メラサキューム）
- これは主に胸腔ドレナージに用いられる電動式の低圧吸引器です．短時間であればバッテリーを利用して持続吸引をしながらの移動（離床）が可能です．

［画像提供：泉工医科工業］

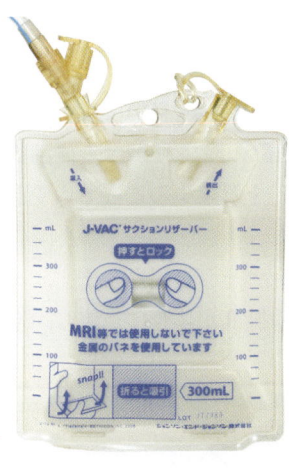 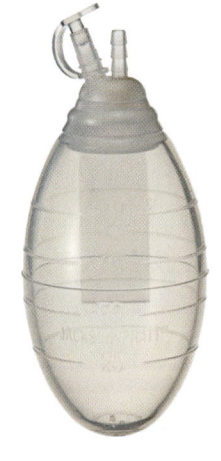 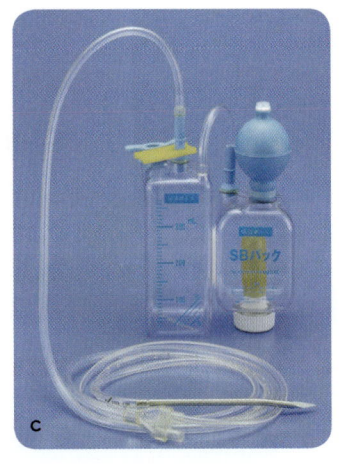

a　　　　　　　　　　b　　　　　　　　　c

図2　吸引機能が備わった排液バック
a：J-VAC，バネの反発力を利用したもの
b：ジャクソン・プラット，バックそのものの反発力を利用したもの
c：SBバック，バルーンの力を利用したもの
J-VACやSBバックなどは，排液が多く貯留すると吸引圧が低下するため，適宜，排液を廃棄する必要があります．
［画像提供；a：ジョンソン・エンド・ジョンソン，b：メドライン・インターナショナル・ジャパン，c：住友ベークライト］

2）受動的ドレナージ

- 受動的ドレナージは，外部からの力を利用せずに，毛細管現象やサイフォンの原理，体内と大気圧との圧較差，体位ドレナージなどを利用して排液する方法です．自然圧ドレナージともよばれます．臨床で多くみられる脳室ドレナージ（72ページ）は，自然圧ドレナージでありながら，圧較差を任意で設定できる特殊なドレナージです．
- <u>毛細管現象</u>とは，細い管の中の液面が管の表面張力などの影響で管外の液面より上昇する現象です（18ページも参照）．
- <u>サイフォンの原理</u>とは，ある液面に対し排出側の液面が低い位置にある場合，両者の液体を，内部が液体で満たされた管でつなぐと，管の途中でどちらの液面よりも高い地点を通過させても，液体が液面の高いところから低いところに移動する原理です．

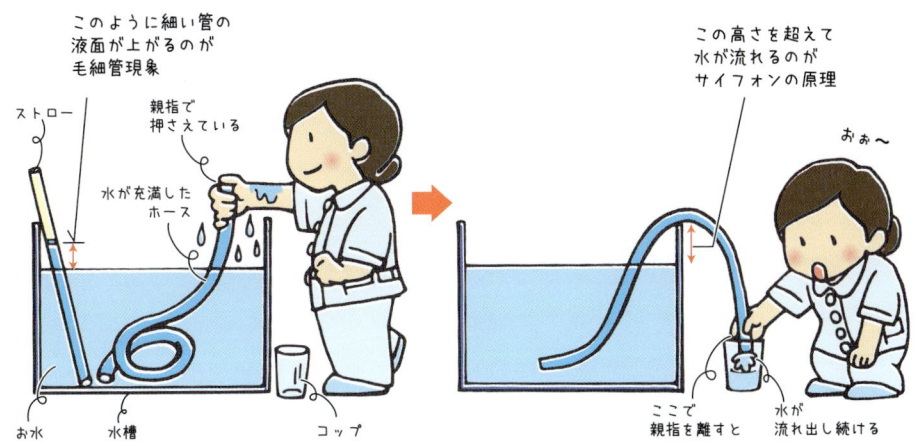

- 閉鎖式ドレナージ用の排液バックには，通常，排液の逆流を防止する弁（逆流防止弁）が付いています．
- 気胸セット（図3左）は，逆流防止弁により胸腔内への空気の流入を防ぎます．
- クリオドレーンバック（図3右）は，ゴム球の復元力で軽微の陰圧をかける能動的ドレナージ用の排液バックですが，ゴム球を拡張させて陰圧を解除することで，受動的ドレナージとしても使用できます．
- 排液バックの位置を低くするほど圧較差が大きくなり，ドレナージを促進します．
- 排液バックがドレーン刺入部より高くなると，ドレーン内の排液が体腔に逆流し，逆行性感染の原因となることがあるため注意が必要です．

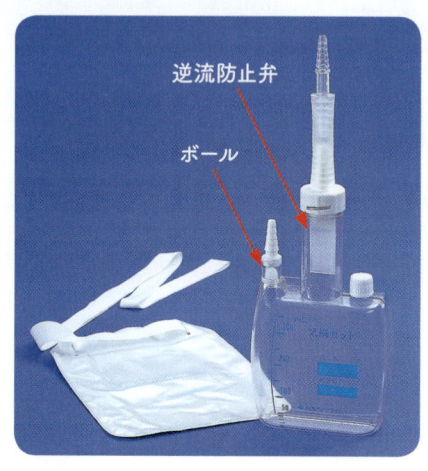 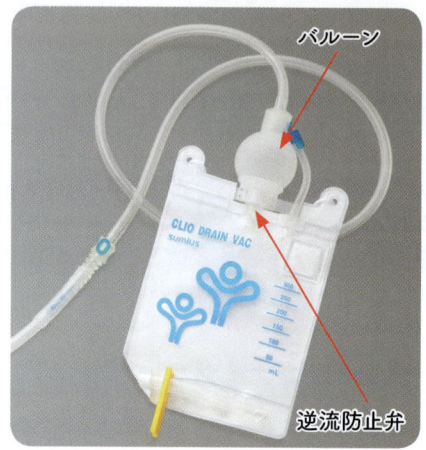

気胸セット　　　　　　　　クリオドレーンバック

図3　閉鎖式ドレナージ用の排液バック

［画像提供：住友ベークライト］

> **ワンポイント**
> - 低圧持続吸引と自然圧ドレナージは，基本的なドレナージのしくみです．また，これらのしくみを用いた特殊なドレナージである胸腔ドレナージや脳室ドレナージは，臨床で多く遭遇するドレナージです．2章では，これらのドレナージのしくみ（システム）について，くわしく解説しています．

4 ドレナージの吸引間隔による分類

- 能動的ドレナージを行う場合，吸引間隔により「持続的」，「間欠的」と分類することができます．

1）持続的ドレナージ（持続吸引）

- 能動的ドレナージにおいて，休止することなく陰圧をかけ続けることを持続的ドレナージ（持続吸引）といいます．
- 持続吸引は胸腔などの体腔で用いられることが一般的です．体腔内の圧を一定に保つ目的もあると考えられます．（※たとえば胸腔では，間欠的に陰圧が変わると胸腔内圧が変化し，生体への悪影響が考えられます）
- デメリットとしては，能動的ドレナージはドレーンの先端が組織（臓器）に吸着して損傷を与えるリスクがあります．さらに，持続吸引では吸着が解除されにくいため，間欠的に比べ損傷のリスクが高いといえます．
- また，管腔（消化管）への持続吸引では，管腔の内容物が吸引されすぎることによって，閉塞する危険性があります．
- 図4左は持続吸引の設定の実例です．吸引圧だけを設定します．

2）間欠的ドレナージ（間欠的吸引）

- 電動式低圧吸引器に接続し，陰圧の休止時間を設定することで間欠的に吸引を行うことを間欠的ドレナージ（間欠的吸引）といいます．
- 間欠的吸引では，持続吸引に比べ，ドレーンによる組織（臓器）の吸着のダメージを軽減することが期待できます．
- イレウス（腸閉塞）に対する処置など管腔のドレナージで行われることが多いですが，間欠的に行う症例は限られています．
- 図4右は間欠的の持続吸引の設定の実例です．吸引時間は40秒間，休止時間は20秒間で設定されています．

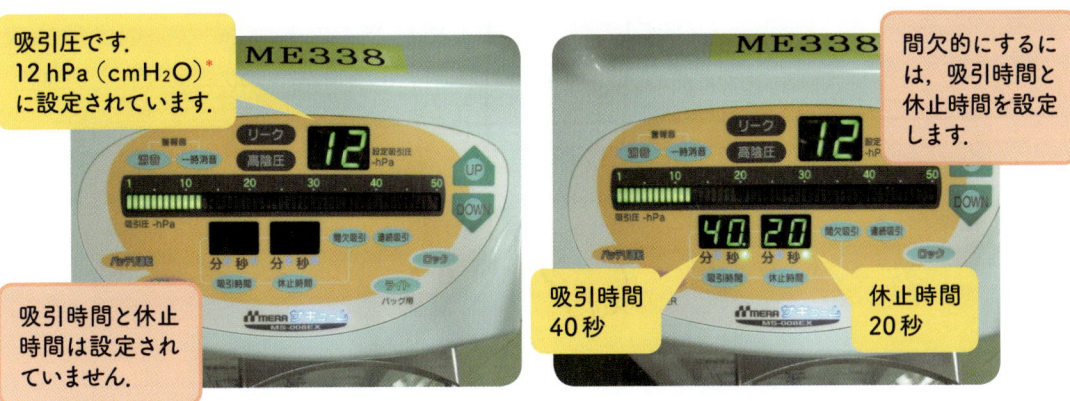

図4　持続的吸引（左）と間欠的持続吸引（右）の設定の実際
*hPa（ヘクトパスカル）とcmH₂O（センチメートル水柱）はほぼ同じ値です．

5 ドレーン留置部位によるドレナージの分類

- ドレーンは全身のさまざまな部分に挿入・留置されますが，大まかには，体腔と管腔に分類することができます．
- 体腔では，頭蓋内・胸腔内・腹腔内などの体液が貯留しやすい部位に留置して，予防的・情報的・治療的にドレナージを行います．
- 管腔とは主として消化管であり，胃腸や胆管です．治療的ドレナージとして行われ，経管栄養や薬物投与のほかに，吸引，減圧，洗浄などを目的とします．
- 図5にドレーンの主な留置部位を，表4に各ドレナージが行われる主な手術・目的を示します．これらのドレナージについては，第3章でくわしく解説しています．

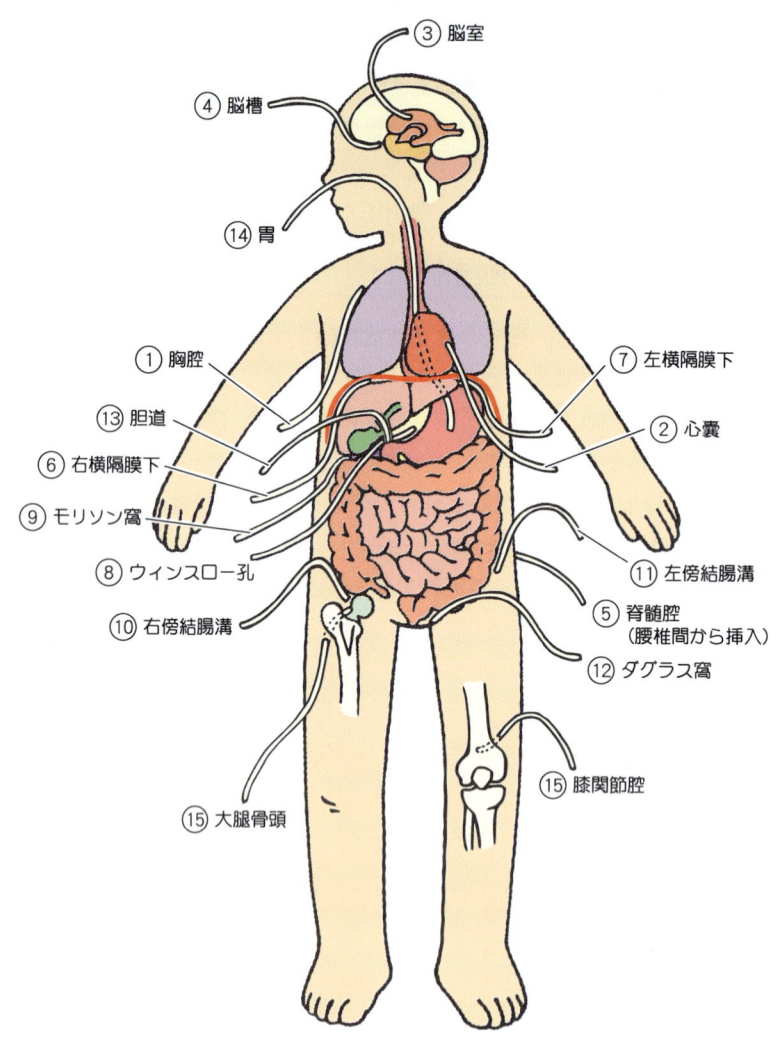

図5 全身のドレーンの留置部位

表4 各ドレナージが行われる主な手術・目的

ドレナージ	主な手術・目的
①胸腔ドレナージ	・胸腔内操作を伴う術後（肺，食道などの開胸手術） ・気胸の脱気 ・血胸，胸水，膿胸の排出
②心嚢ドレナージ	・胸部外科手術後 ・心嚢水の増加，出血 ・心タンポナーデ
③脳室ドレナージ	・くも膜下出血や脳室内出血などに対する頭蓋内圧コントロール ・急性水頭症に対する髄液排出
④脳槽ドレナージ	・脳動脈瘤クリッピング術を行うくも膜下出血
⑤スパイナルドレナージ（脊髄腔ドレナージ）	・くも膜下出血や脳室内出血などに対する頭蓋内圧コントロール ・水頭症に対する髄液排出
⑥右横隔膜下ドレナージ	・胃切除術や肝切除術などの上腹部手術後 ・消化管穿孔などに伴う汎発性腹膜炎手術後
⑦左横隔膜下ドレナージ	・胃全摘術（膵脾合併切除）や脾臓摘出術などの上腹部手術後 ・消化管穿孔などに伴う汎発性腹膜炎手術後
⑧ウィンスロー孔・肝下面ドレナージ	・胃切除術後，肝切除術後，膵頭十二指腸切除術後
⑨モリソン窩ドレナージ	・胃切除術後や結腸切除術後
⑩右傍結腸溝ドレナージ	・右半結腸切除術後
⑪左傍結腸溝ドレナージ	・左半結腸切除術後
⑫ダグラス窩ドレナージ	・低位前方切除術後や汎発性腹膜炎手術後
⑬胆道ドレナージ	・急性胆管炎に対する感染性の胆汁排泄 ・胆汁うっ滞による閉塞性黄疸に対する減黄
⑭胃ドレナージ	・腹部手術における術中・術後の胃内減圧 ・腹部手術後の上部消化管出血の有無の確認
⑮整形外科手術後ドレナージ	・骨折手術，人工関節置換，人工骨頭置換などの関節手術後，脊椎術後 ・化膿性関節炎による関節内への膿の貯留

※⑥〜⑫のドレナージは，ひとくくりに腹腔ドレナージといいます．

引用文献
1) Centers for Disease Control and Prevention（市川高夫訳）：Guideline for the Prevention of Surgical Site infection, 1999

C　ドレーンの素材と形状

- これまで，ドレナージにはさまざまな分類があることをみてきました．本題のドレーンが留置された患者さんの管理・観察に入る前に，もう1点，患者さんの体内に挿入されるドレーンそのものについてみておきましょう．
- ドレーンには，いろいろな素材・形状のもがあります．そして，それぞれに特徴，メリット・デメリットがあります．それらを知ると，管理・観察すべきこともおのずと変わってきます．
- 少しずつ慣れていけばよいですが，まずは，ドレーンの種類によっても"看るべきところが変わる"ということをおさえておきましょう．

1　ドレーンの素材

- ドレーンの素材は，身体組織に反応しにくく，ほかの部位を傷付けにくい柔軟さがあり，目的に応じた留置期間に耐えうる素材でなければなりません．挿入部位とドレナージの目的に応じた素材で，ドレーンが作られています．
  ① ラテックス：天然ゴム由来で柔軟性にも優れていますが，最近ではラテックスアレルギーなどの問題もあり，長期留置には向いていません．
  ② ポリ塩化ビニル：硬めの素材で，使用期間が長くなると，徐々に硬度が増しやすい特徴があります．
  ③ シリコン：軟らかく，組織反応も少なく，さまざまな領域で用いられます．強度がやや弱いのが欠点です．

2　ドレーンの形状

- ドレーンにはさまざまな形状や太さがあり，目的に応じて選択されます．
- 形状はチューブ型，マルチスリット型，サンプ型，フィルム型の4種類に分けられます．

> **ワンポイント**
> - ドレーンには放射線不透過部があるものもあり，X線撮影でドレーンが白く写ります．それにより，体外から留置部位が把握できます．

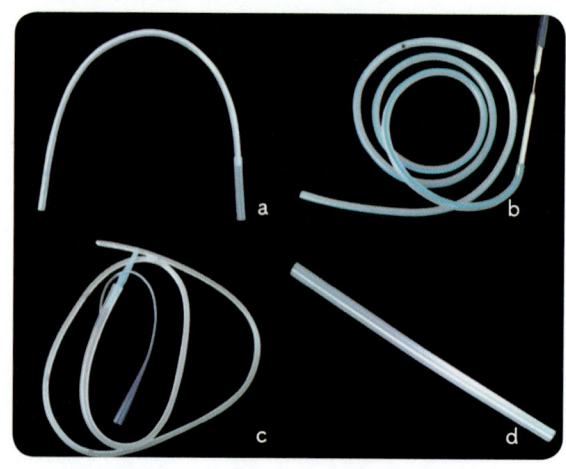

a．チューブ型（プリーツ型），b．マルチスリット型，
c．サンプ型，d．フィルム型

1）チューブ型ドレーン

- チューブ型ドレーンとは，管状の形をしたドレーンのことです．先端および側壁に排液口があり，排液の効率がよい構造になっています．
- 形状の特徴で，単純丸型，平型，プリーツ型，デュープル型などがあります．
- 素材は，シリコン製またはシリコン・塩化ビニル合成製などがあります．
- 開放式の場合もありますが，多くは閉鎖式で用いられます．閉鎖式で用いられると逆行性感染が少ないとされています．
- 高低差や腹圧（受動的），吸引（能動的）などによって排液を体外に排出します．

a. 単純丸型

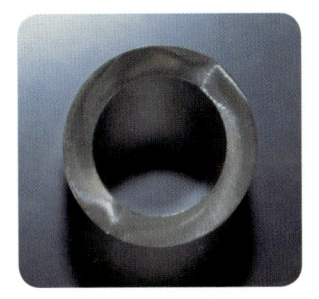

- 変形しにくく，内腔がしっかりと保持されるため，粘稠度の高い膿やコアグラ（凝血塊），壊死組織などの排出に適しています．
- 欠点として，屈曲するとドレーンの内腔がつぶれて閉塞しやすいこと，長期留置によってドレーンそのものの硬度が増すことがあります．
- 耐久性に優れてはいないため，長期留置を目的とする場合は，ドレーンの入れ替えが必要です．
- 平型は，この丸型をつぶした形のものです．

ドレナージ方法
- 排液バッグに接続し，腹圧や落差によるドレナージを行います．（受動的閉鎖型）
- ガーゼなどで保護し，腹圧や落差によるドレナージを行います．（受動的開放型）
- 低圧持続吸引システムに接続し行います（能動的閉鎖型）．

目的別ドレナージ
- 気胸や胸水の脱気・排液，イレウスに対する脱気・排液など，治療・情報・予防目的で，さまざまなドレナージに用いることができます．

b. プリーツ型

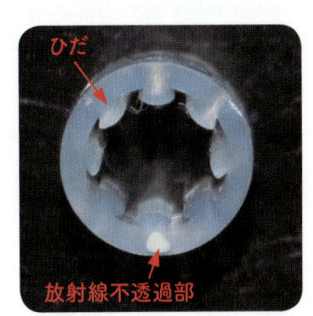

ひだ
放射線不透過部

- 内腔がひだ状になっているため，単純丸型に比べ屈曲してもつぶれにくい構造となっています．
- 内腔が保持されるため，粘稠度の高い膿やコアグラ（凝血塊），壊死組織などの排出に適しています．

ドレナージ方法
- 排液バッグに接続し，腹圧や落差によるドレナージを行います．（受動的閉鎖型）
- 低圧持続吸引システムに接続し，ドレナージを行います．（能動的閉鎖型）

目的別ドレナージ
- 主に，外科系手術後の排液や縫合不全の治療・情報目的で，腹腔や皮下のドレナージに用いられます．

C. デュープル型

- プリーツ型と同様，内腔がひだ状になっているため屈曲に強い構造です．
- 外周に小さな側孔がたくさんあるのが特徴です．
- ドレーン中心の孔では粘稠度の高い排液を排出するのに対し，この側腔では強い毛細管現象が生じることで，粘稠度の低い排液を排出することが可能です．

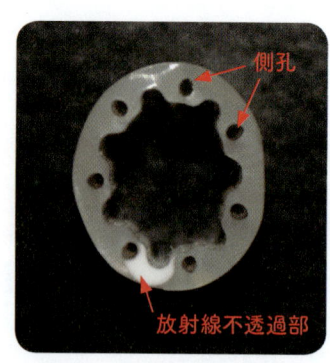

ドレナージ方法
- 排液バックに接続し，腹圧や落差によるドレナージを行います．（受動的閉鎖型）
- ガーゼなどで保護し，腹圧や落差によるドレナージを行います．（受動的開放型）

目的別ドレナージ
- さまざまな部位のドレナージに使用できますが，主に外科系手術後の排液や縫合不全の治療・情報目的で，腹腔や皮下のドレナージに用いられます．
- 側孔より粘稠度の低い排液を選択的に排出できます．

> **ワンポイント**
> - プリーツ型やデュープル型ドレーンで受動的ドレナージを行う際は，中心の孔の周りのひだ状部分に毛細管現象が働きますが，中心の孔からの排液を促す主な力は腹圧などの圧力になります．

キーワード　毛細管現象

- 細い管状物の内部の液体面が，液体のもつ表面張力や，密度，また管の摩擦度（管内壁の濡れやすさ）に応じ，管外の液体面より上昇する現象をいいます．
- 密閉したコップにストローをさすと液体がストローの先より溢れるのがこの現象です．
- ドレーンは，この毛細管現象も活用してドレナージを効率的に行っています．なお，ドレーンの内腔が細ければ，液体の表面張力が強くかかり強い毛細管現象が起こります．また，内腔にひだがあることで，管内面積が増し摩擦度が上昇するため，より強い毛細管現象が起こります．
- ドレーン以外にも，医療現場で毛細管現象が利用されています．たとえば，ヘマスティックなど，試験紙による血液や尿の簡易検査は，毛細管現象によって液体が試験紙に吸い上げられています．また，スワブを用いた鼻腔などの検体採取も，毛細管現象が用いられています．

2）マルチスリット型（ブレイク型）ドレーン

- マルチスリット型（ブレイク型）ドレーンは，内腔をもたず，さまざまな形のスリット（切れ込み）が入ったドレーンです．ラウンド型とフラット型があります．
- ドレーン先端より，黒点から5cmまでの部分に入ったスリットが吸引口となるため，周囲組織との接触面が広く，ドレナージの効果が高いです．チューブ型ドレーンより広範囲の排液に優れています．
- また，吸引口が長いため，目詰まりや屈曲による閉塞が起きにくく，吸引効果が低下しにくいのが特徴です．
- 吸引口が長いため，挿入部位も広く，部位によっては痛みなどを引き起こす可能性もあります．
- 軟らかい構造で管理がしやすい反面，ミルキングで強い力を加えると破損しやすいともいえます．

ドレナージ方法
- 専用のコネクターを用いて低圧持続吸引システムに接続し，ドレナージを行います．（能動的閉鎖型）

目的別ドレナージ
- 胸腹部手術，整形外科手術，皮下など，血液や滲出液の排液といった治療・予防目的や，排液の性状変化を観察する目的など，さまざまな用途で用いられます．

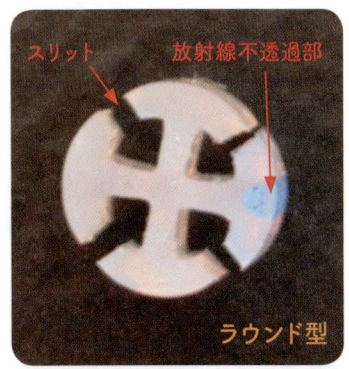
ラウンド型

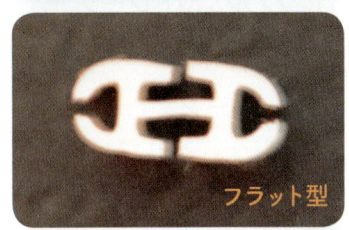
フラット型

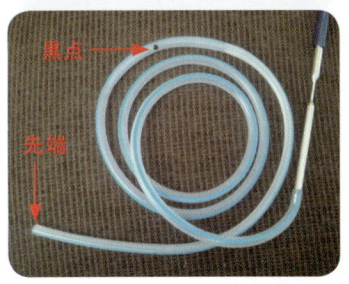
ラウンド型全体像

黒点の5cm先より先端方向にスリットが入っています．

3）サンプ型ドレーン

- サンプ型ドレーンは，チューブ型ドレーンに副管を加えたダブルルーメン（2腔型）またはトリプルルーメン（3腔型）の構造をしたドレーンです．
- 主管が吸引・ドレナージに用いられ，副管は換気用の通路の役割を果たします．
- 副管から外気が導かれるため，閉塞しにくくなっている（サンプ効果）のが大きな特徴です．
- 副管から外気が導入されることで，吸引圧をかけてもドレーン先端の臓器や周囲組織の吸い込みを軽減できます．
- 外気と交通している点で，逆行性感染のリスクが高くなるなどの欠点があります．
- 屈曲するとドレーンの内腔がつぶれて閉塞しやすいのも欠点です．
- 周囲組織を吸着しないことから持続的ドレナージが可能です．

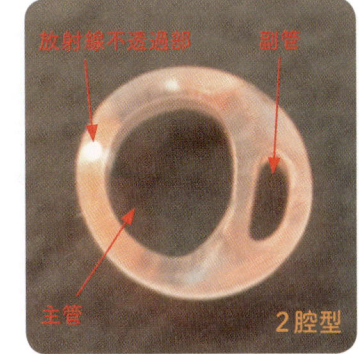
2腔型

ドレナージ方法
- 主管を低圧持続吸引システムに接続し，ドレナージを行います．（能動的閉鎖型）
- 主管を排液バックに接続し，腹圧や落差によるドレナージを行います．（受動的閉鎖型）
  ※副管に排液が入り込むことでサンプ効果が減少します．

目的別ドレナージ
- 外気と交通している面で，不潔部位のドレナージに用いられることが多くあります．
- 単純胃管などで，胃液や腸液のドレナージに用いられます．
- 副管から洗浄液を注入して，膿や貯留物に対する洗浄（持続洗浄）を行うドレーンとしても使用されます．
- 治療的・情報的な役割をもちます．

4）フィルム型ドレーン

- フィルム型ドレーンは，軟らかい素材でできた膜状のドレーンです．フィルム型の中ではペンローズドレーンを用いることが多いので，以下，ペンローズドレーンについて解説します．
- ペンローズドレーンは，ひだ状の構造をしたドレーンです（**写真右上**）．ひだ状構造により，屈曲による閉塞が生じにくくなっています．
- 内腔のあるものないものなど，いくつかのタイプがあります（**右の図**はその一例）．
- 主に開放式ドレナージとして使用され，ひだ状構造による毛細管現象を利用して排液を行います．排液はガーゼなどに吸わせます．
- ドレーンが体内に入り込まないよう，安全ピンをドレーンに固定します（**写真右下**）．
- 軟らかいシリコン製のため，組織に対する侵襲（物理的な刺激）が少なく，患者さんに与える苦痛や違和感が少ないとされています．
- 一方で，軟らかくつぶれやすいため，漿液性の滲出液を排出するのには適していますが，粘稠度の高い液体，血液の凝固や壊死組織などにより内腔がつぶれ詰まりやすいのが欠点です．
- ドレーンのカットが可能なため，挿入する長さを選択できます．

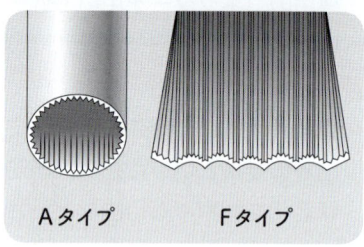

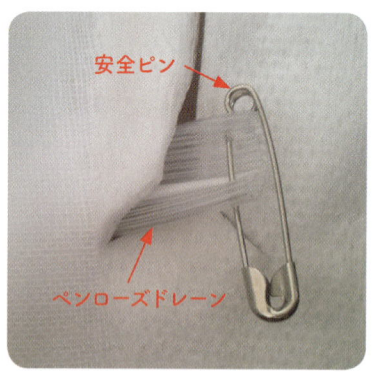

ドレナージ方法
- 毛細管現象を利用したドレーンなので，ガーゼで保護し吸収させる方法でドレナージを行います．（受動的開放型）

目的別ドレナージ
- 腹腔内や皮下，筋層内などさまざまな部位に使用でき，術後ドレナージや，汚染創の洗浄後，膿や滲出液の排液に用いられます．
- 情報的・治療的な役割をもちます．

ドレーン別の形状・特徴・欠点・適応の一覧

項目	チューブ型 (写真は単純丸型)	マルチスリット型 (ブレイク型)	サンプ型	フィルム型 (ペンローズ)
型				
形状	・管状 ・単純丸型，平型，プリーツ型，デュープル型など．	・スリット（切れ込み）状 ・ラウンド型とフラット型	・副管をもった2腔もしくは3腔構造	・軟らかい素材で膜状 ・内腔がひだ状
特徴	・ドレナージの効率がよい ・ドレーンの入れ替えが容易 ・（閉鎖式では）逆行性感染が少ない ・変形しにくい ・粘稠度が高い排液でも閉塞しにくい	・ドレナージの効果が高い ・広範囲の排液に優れている ・目詰まりや屈曲による閉塞が起きにくく，吸引時の吸引効果が低下しにくい	・排液では閉塞しにくい（サンプ効果） ・吸引時に臓器や周囲組織の吸い込みが軽減 ・持続洗浄が可能	・屈曲による閉塞が生じにくい ・組織への刺激・侵襲が少なく患者さんに与える苦痛や違和感が少ない ・挿入する長さを，選択できる（ドレーンのカットが可能）
欠点	・ものによっては，屈曲すると閉塞しやすい（その欠点を改善したドレーンもある） ・素材によって，長期留置に適さない	・軟らかいため強い力を加えると破損しやすい ・定期的なミルキングを行わないと吸引効果の維持ができない ・ただし，ミルキング時はローラー鉗子を用いず手で行うことが望ましい	・逆行性感染のリスクが高くなる ・屈曲で閉塞しやすい	・粘稠度の高い液体，血液の凝固や壊死組織などにより閉塞しやすい ・受動開放型のドレナージに用いるため，排液が多いと体や寝具の汚染をきたす ・排液の性状によっては臭気にも注意が必要
適応	・広く使用可能 ・形状や目的によって，閉鎖か開放を選択 ・受動的でも能動的でも可能（ただしデュープルは受動的のみ）	・胸腹部手術，整形外科手術などさまざま ・能動的閉鎖型	・単純胃管など ・持続的ドレナージが可能 ・能動的閉鎖型 ・受動的閉鎖型	・術後に，腹腔内や皮下，筋層内などさまざまな部位 ・受動的開放型

D ドレーン管理の基本と看護師の役割

ドレーン管理の基本を知ろう

- これまで，ドレーン・ドレナージの必要性や，さまざまなドレナージの分類，ドレーンの種類などをみてきました．第1章の最後は，それでは広い意味での「ドレーン管理」とは何をすることなのか，「ドレーン管理」における看護師の役割とは何か，についてみていきたいと思います．
- ここでドレーン管理の基本をおさえ，第3章で個別の部位別ドレナージにおける「看るべきところ」を学んでください．

ドレーン管理は，管理・観察，感染対策，精神ケアの3本柱

- 第1章の冒頭にも述べましたが，ドレーン管理の目的は，大きく2点あります．
- 1点目は，適切にドレナージが行われ，感染などの合併症をはじめ不利益を最小限にし，異常を早期発見し，ドレーン留置の治療上の目的を果たせるようにすることです．
- 2点目は，ドレーン挿入・留置により患者さんが受ける疼痛などの身体的苦痛や，体動・行動制限や異物が体内に入ることによる精神的苦痛を最小限にとどめることです．
- そのためには，①ドレーンや患者さんの適切な管理・観察，②感染対策，③精神的ケア，の3点が重要になります．具体的にみていきましょう．

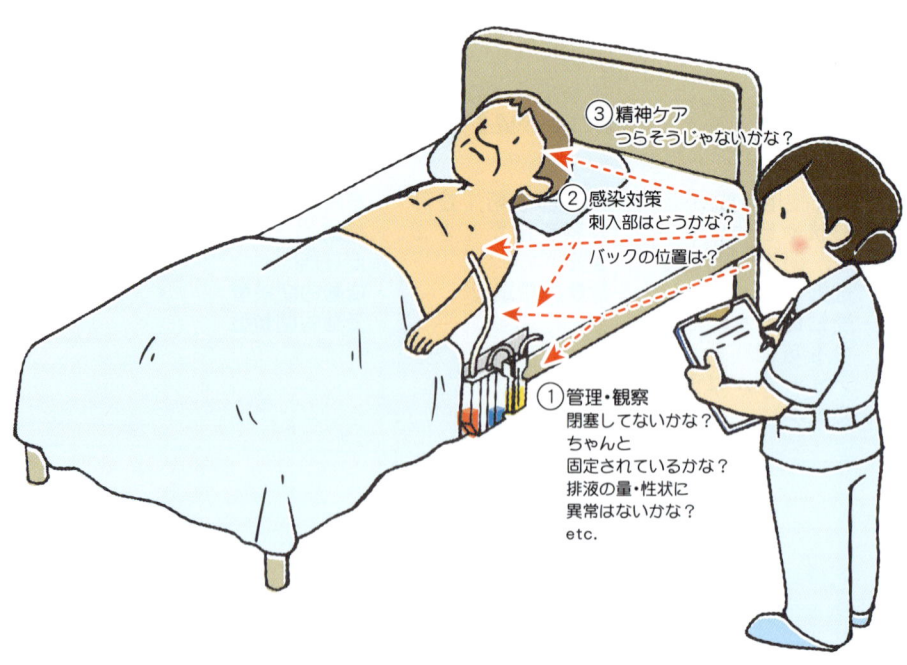

1 管理・観察

管理・観察① 開通確認・閉塞予防

- 効果的にドレナージを行うためには，ドレーンが開通していること（閉塞していないこと）が重要です．
- ドレーンの閉塞の主な原因として，血液や体液に含まれる成分の凝塊や組織塊による内腔の詰まり，臓器などの組織のドレーン先端への吸着があります．
- ドレーンの閉塞を引き起こすもう1つの原因として，ドレーンの屈曲があります．自力での体動が可能な患者さんでは，ベッド上で寝返りをした際にドレーンが体の下敷きになり屈曲やねじれ，圧迫して排液を妨げてしまうことがあります．自力での体動が困難な患者さんの場合にも，ドレーンの排液促進や褥瘡予防，呼吸ケアの一環として体位変換を実施した際に，ドレーンが体の下敷きになり屈曲やねじれ，圧迫が生じてしまうことがあります．
- これらの原因によるドレーンの閉塞を予防するためには，ドレーンの開通を確認し，排液を促す管理（ミルキング，体位変換，効果的な排液バック・チューブの固定位置）や屈曲を防ぐ管理（屈曲しにくいチューブの配置）を行い，適宜・適時の観察が必要となります．

1）開通確認

- ドレーンの開通を確認するには，ドレーンからの持続的な排液や脱気を確認する方法があります．ドレーンから排液や脱気が行えているということは，ドレーンが閉塞していないことを意味します．
- たとえば，胸腔ドレーンの場合には，チェスト・ドレーン・バックの水封室の液面が呼吸にともない移動（呼吸性移動）することを確認することでドレーンの開通が確認できます．脳室や脳槽ドレーンの場合には，チャンバー細管内の液面の拍動を確認することでドレーンの開通を確認できます．具体的な方法は個別のドレナージの項目を確認してください（呼吸性移動は82ページ，液面の拍動は115ページ）．

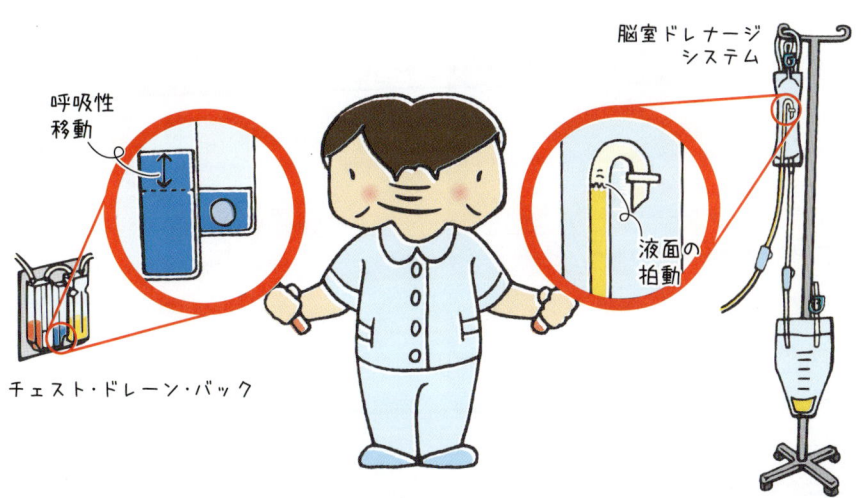

2）ミルキング

- ドレーンの閉塞は排液の停滞や排液の粘稠度が高い場合に起こりやすくなります．そのため，適宜，ドレーンをしごいて排液を促進させます．この手技をミルキングといいます．
- ミルキングには，ミルキング用のローラー鉗子（本ページ下の**写真**）という器具を使う方法と，指で行う方法（用手ミルキング法）があり，ドレーンの素材や形状により方法を選択します．
- ミルキングの手順は 26 ～ 27 ページを確認してください．

ローラー鉗子と用手ミルキング法の違い

項目	ローラー鉗子	用手ミルキング法
適応	硬い素材のドレーン	軟らかい素材のドレーン
ドレーン	単純丸型やプリーツ型ドレーンなど	マルチスリット型ドレーンなど
方法	ローラー鉗子でしごく	アルコール綿などを用い指先でしごく

ミルキングを行う際の注意点

① ドレーンをしごく際，末梢方向に向かって力が加わるため，ドレーンを抜去してしまわないよう注意しながら行います．
② ミルキングを行う際は，ドレーンを破損させないように注意して行います．
③ 過度な陰圧によって，臓器などを損傷させたり出血を助長させたりすることがあるため，過度な陰圧がかからないよう愛護的に行い，ミルキング中は排液の性状や量の変化に注意します．
④ ドレナージの種類や病態，患者さんの状態によってはミルキングを行うことで患者さんに不利益となることもあるため，事前にミルキングを行ってよいかを医師に確認しておきます．
⑤ シリコン製の軟らかいドレーンには，メーカーがローラー鉗子の使用を禁止しているものもあり，添付文書を確認しておきます（ブレイク型（マルチスリット型）など）．
⑥ ローラー鉗子使用時は，ローラーによってドレーンを破損させてしまわないよう，ローラーの真ん中でドレーンをしごきます．

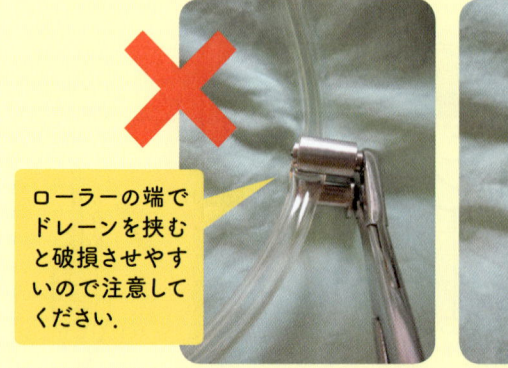

ローラーの端でドレーンを挟むと破損させやすいので注意してください．

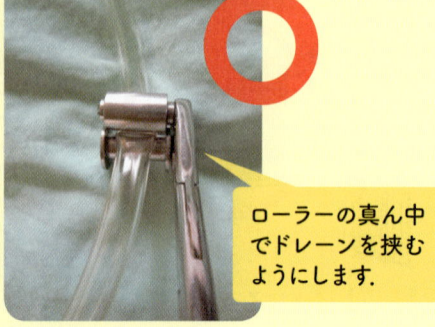

ローラーの真ん中でドレーンを挟むようにします．

3）体位変換（体位ドレナージ）

- 排液のうっ滞はドレーン閉塞の要因となります．そこで，ドレーンの排液を促すよう積極的な体位変換を行うことが，ドレーンの閉塞予防の重要なケアの1つになります．
- 術式の理解や画像によってドレーン先端がどこにあるのかを把握し（14ページ参照），そこに排液が向かうような体位変換を行うことで排液が促進されます．
- また，ドレーンが挿入されている患者さんは安静度に制限がかかることも多く，積極的な体位変換の実施はドレーンの排液を促すだけでなく，呼吸ケアや褥瘡予防，ADL拡大といったさまざまな効果を生みます．そのため，患者さんの状態に合わせ，可能な範囲で積極的に体位変換を行っていく必要があります．

4）効果的なドレーンの固定位置

- ドレーンの閉塞を予防するためには，排液のうっ滞を予防することが必要です．そのためには，排液しやすいようにドレーンを固定する必要があります．
- ドレーンは，高い位置から低い位置に向かって流れるような固定を行うことで排液を促進させることができます．このとき，ドレーンをたるませずに排液バックへ向かうよう固定することが必要です．ドレーンがたるんでしまい，低い位置から高い位置に向かうようになると，陽圧がかかり，排液のうっ滞につながり，ドレーン閉塞の原因となります．また低圧持続吸引の際にドレーンがたるみ，そこに排液が貯留すると，水封と同様の効果が生じ，設定どおりの陰圧がかからなくなってしまいます（81ページ参照）．
- 排液バックは，ベッド柵の脇にぶら下げることが多いです．

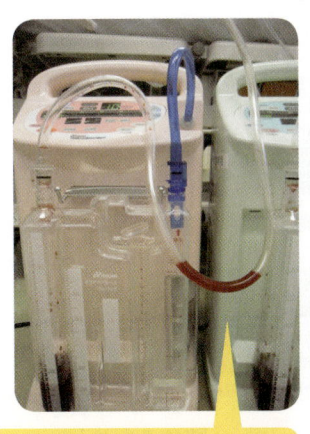

> ドレーンがたるみ排液がうっ滞すると，水封効果が生じ，設定した圧がかからなくなります．

> 能動的ドレナージの場合はベッド柵にぶら下げます．

> モニタコードや点滴ラインがからまないように注意します．

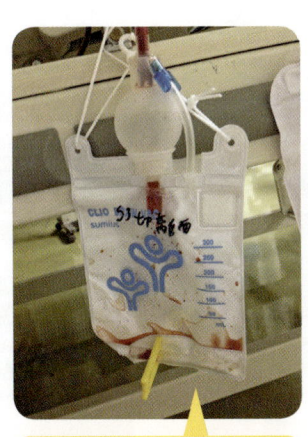

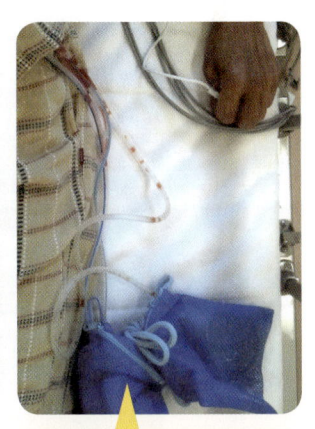

実践！ミルキングの実際の手順

1 ドレーンの刺入部から数cmのところを，鉗子か指でクランプします（素材に合わせてどちらかの方法を選択します）．

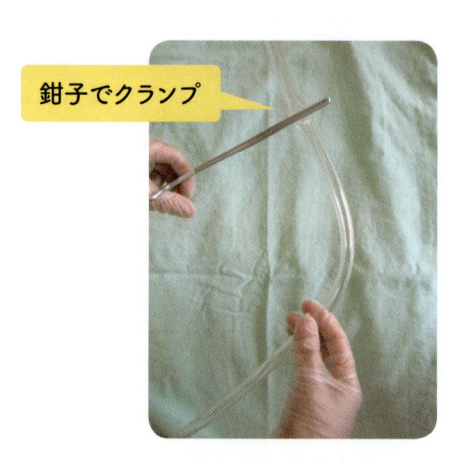

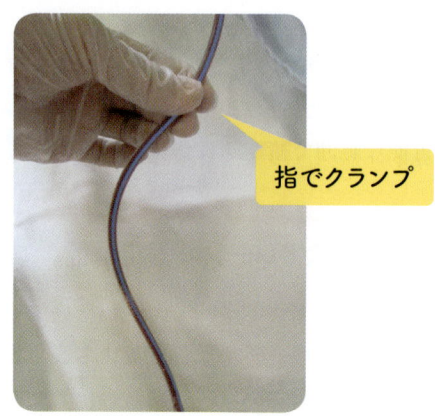

鉗子でクランプ

指でクランプ

2 ローラー鉗子か指を用いてクランプの手前を押さえ，刺入部から排液バックの方向に向かってやさしくしごきます．

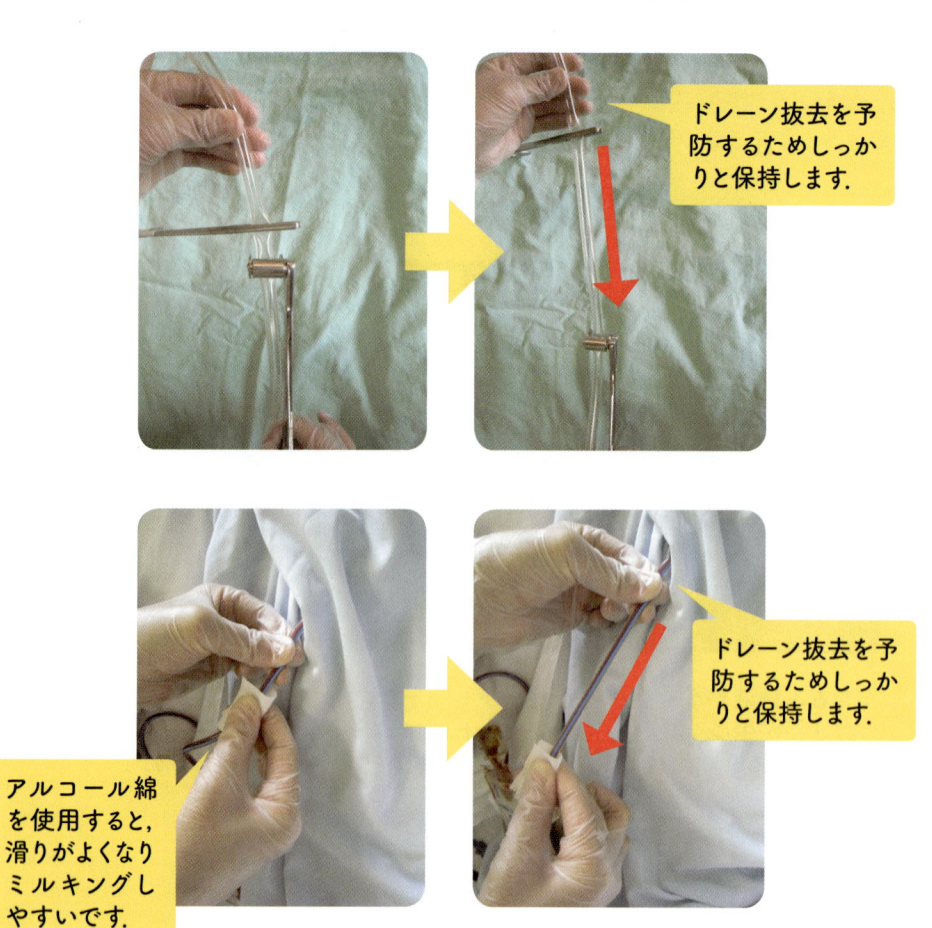

ドレーン抜去を予防するためしっかりと保持します．

ドレーン抜去を予防するためしっかりと保持します．

アルコール綿を使用すると，滑りがよくなりミルキングしやすいです．

3 しごいている側を押さえたままクランプした鉗子や指を離します．すると，ドレーンが元に戻ろうとする力（復元力）が働き，内腔に陰圧が生じ，それによって排液を促します．

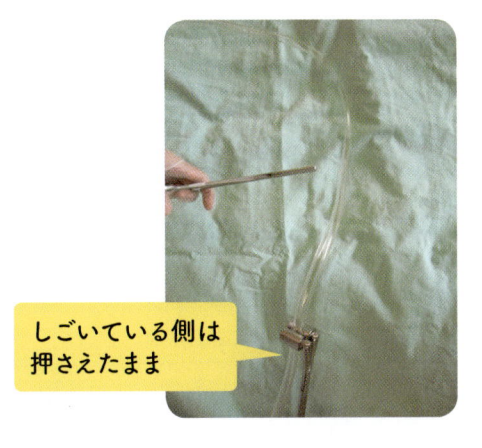

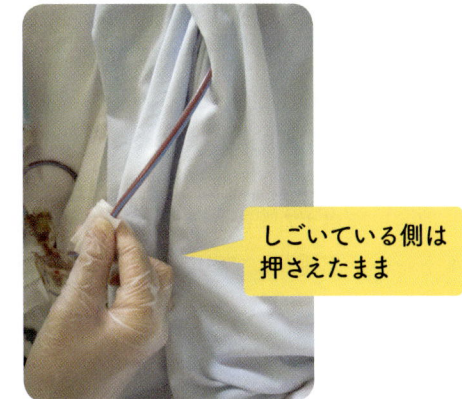

> しごいている側は押さえたまま

> しごいている側は押さえたまま

4 しごいている側を離します．

5 ①〜④を数回繰り返します．

ワンポイント

ミルキング時に痛みがある場合

- ミルキングを行う際に，強い痛みを訴える場合がときどきあります．それは，ミルキングでドレーンに高い陰圧がかかり，膜や筋層，皮下組織にある末梢神経を刺激するからです．
- ミルキングを行う目的はドレーン内の閉塞予防なので，高い陰圧がドレーン先端にかからないよう工夫します．

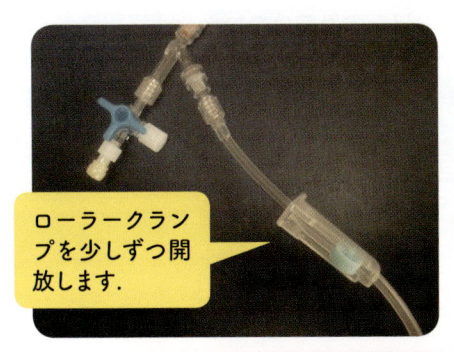

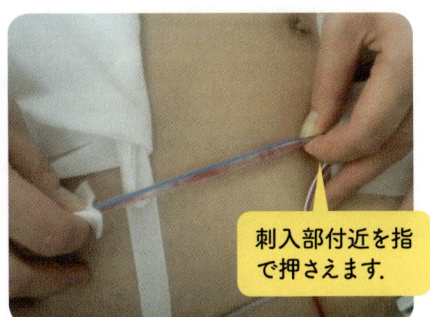

> ローラークランプを少しずつ開放します．

> 刺入部付近を指で押さえます．

痛みや違和感の有無を確認しながら，徐々に開放していきます．

5）屈曲予防

- ドレーンの閉塞を引き起こす重要な要因にドレーンの屈曲があります．前述したように積極的な体位変換や運動を行うと，ドレーン自体も移動することとなり，ドレーンの屈曲や体の下敷きになり圧迫してしまうことがあります（**下の写真**）．これにより，ドレーン排液のうっ滞を招きドレーンの閉塞を招くこととなります．
- また，屈曲や圧迫によって，それ自体がドレーン閉塞と同様の効果を招き，治療の妨げや異常の早期発見阻害につながります．
- こうした弊害を予防するためには，①屈曲しづらい位置にチューブを配置する，②定期的に観察する，③患者さんに指導する，この３点が重要となります．
- ドレーンを挿入していて，自力での体動が可能な患者さんや体位変換を行う患者さんの場合はとくに注意し，頻回な観察を行うようにします．

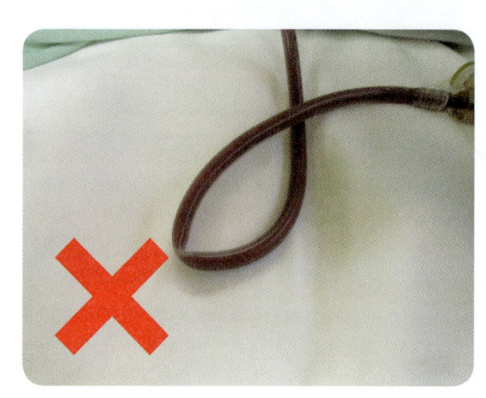

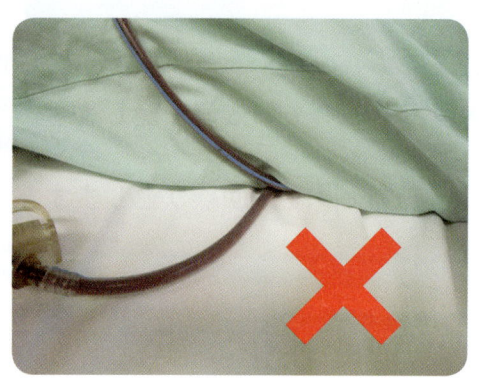

ドレーンの屈曲（左）と圧迫（右）

6）観察

- これまで述べた，ドレーン閉塞の予防策は常に患者さんのそばにいる看護師が実施することが多くなります．看護師は，１つひとつの処置やケアの実施中・実施後には，ドレーンの閉塞を起こす要因がないか，そのほかの異常はないかを適宜観察する必要があります．看護師の行う細やかな観察が，ドレーンの閉塞予防につながり，患者さんをさまざまな弊害から守ることにつながります．
- また，ドレーンの閉塞が疑われる場合には，全身状態の観察を行うとともに，早急に医師への報告を行います．

管理・観察② 事故予防（予定外抜去，接続外れ，埋没）

- ドレーンは望まない抜去（事故や自己による予定外抜去）や接続外れ，埋没を起こすと，治療の中断ばかりでなく，出血や感染リスクの増加，ドレーンの再挿入や除去のための外科的処置といった不利益を患者さんに与えてしまうこととなります．そのため，それらの事故予防に努めることも看護師の重要な役割となります．
- ドレーンの固定時には，「引っぱられる力に抵抗できるように固定されているか」，「患者さんの移動や行動（体位変換などの看護ケア時の動きも含む）に配慮されているか」，「ドレーンの種類にあった固定がされているか」を念頭に置き，固定を行います．
- 事故予防の観点からも，不必要になったドレーンはすみやかに抜去します．

1）閉鎖式ドレーン

- ドレーンは身体にとって異物であるため，排液とともに体外に押し出そうとする力が働きます．そのため，ドレーンの固定が不十分な場合には容易に抜去にいたってしまいます．
- ドレーンを挿入した際には，医師によってドレーンと皮膚とを縫合固定されていることが多いと思います．しかし，固定位置のずれや外力による結紮糸の断裂が生じる可能性があり，それだけではドレーンの予定外抜去の予防に十分な処置とはいえません．そこで，ドレーン刺入部の縫合固定に加え，テープ固定を行います（次ページ参照）．

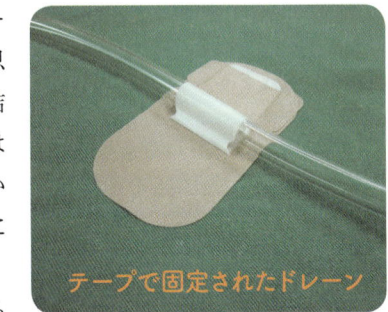

テープで固定されたドレーン

- 予定外抜去を防ぐためには，不要なたるみを作らないことやなるべくドレーンが手の届かない（不用意に引っかからない）範囲に固定・誘導することも必要です．
- ドレーンを十分に固定しても，ドレーンとチューブの接続部が外れると元も子もありません．そこで，ドレーンとチューブの接続部をタイガン（ケーブルタイ用結束工具）という器具（**下の写真**）などを使用して強固に固定します．

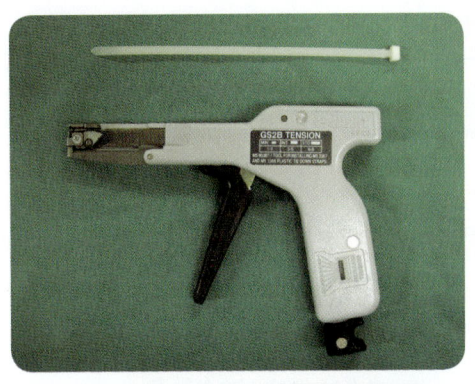

タイガン（ケーブルタイ用結束工具）

この輪っかが固定されたケーブルタイ

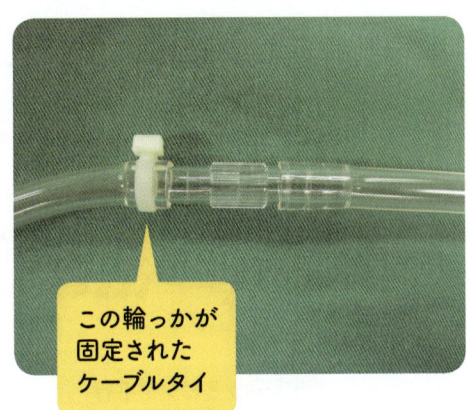

> **ワンポイント**
>
> **適切なドレーンのテープ固定のしかた**
> - ドレーンをテープで固定する際には，下のようにテープがΩ形になるようにします．
> - テープも徐々に粘着力が低下してくるため，ドレーンとテープの接着面が多いΩ形は適しています．また，Ω形に固定した方が，ドレーンと皮膚が接触せず，ドレーンによる圧迫を皮膚に与えないため，皮膚障害が起きにくくなります．
> - Ω形のテープ固定のくわしい手順は，次ページで紹介しています． 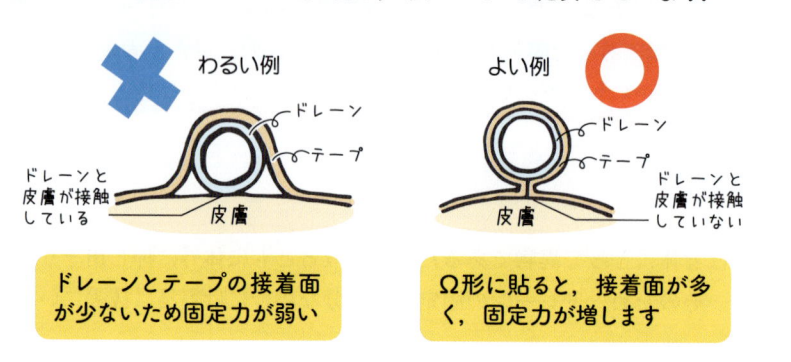
>
> わるい例　／　よい例
> ドレーンとテープの接着面が少ないため固定力が弱い
> Ω形に貼ると，接着面が多く，固定力が増します

2）開放式ドレーン（ペンローズドレーンなど）

- 開放式ドレーンは抜去リスクとともに，体内への埋没リスクもあります．安全ピンを使用して埋没を予防することもありますが，医師によっては固定を行わず，体腔に挿入しているだけのときもあります．
- 安全ピンを使用している際にも，安全ピンが創に対して小さすぎる場合や，安全ピンとドレーンが平行に固定されている場合には，埋没してしまうことがあります．また，適切なサイズの安全ピンを適切な方向に固定していても，体動によって安全ピンが外れてしまったり，安全ピンの向きが変わってしまったりすると，ドレーンが埋没してしまう可能性があります．
- そこで，看護師は安全ピンのサイズと向きを確認します．創の大きさに対して小さい（創部に落ち込んでしまう大きさ）場合や，安全ピンとドレーンが平行な場合は医師に報告し，適切な大きさのもので垂直の向きになるよう付け直してもらいます．そして，適切な固定が維持されているかを定期的に，観察することが大切です．

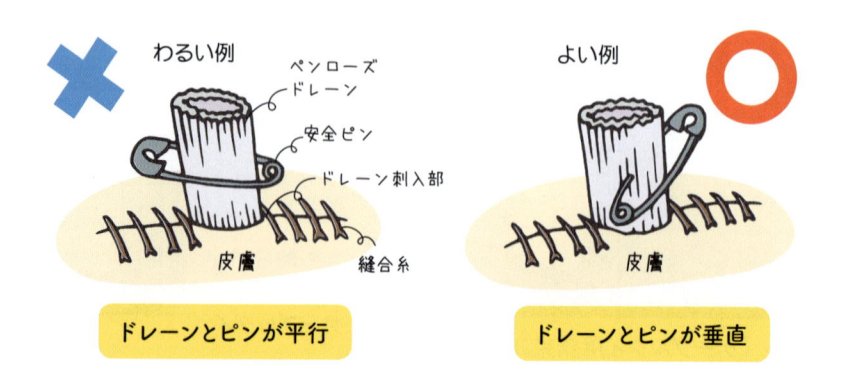

わるい例：ドレーンとピンが平行
よい例：ドレーンとピンが垂直

実践！ドレーンのテープ固定の手順（一例）

1 医療用のテープを3枚準備します．2枚は同じ大きさで，うち1枚に中央まで切り込みを入れます．3枚目はやや大きめにカットします．

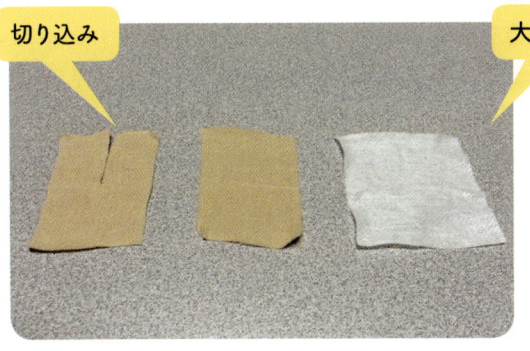

切り込み　大きめ

※3枚のテープの貼り方がわかりやすいように色の異なる2種類のテープを使用しています．実際には1種類のテープで十分です．

2 同じ大きさのテープのうち，切り込みを入れてないテープを患者さんに貼ります．

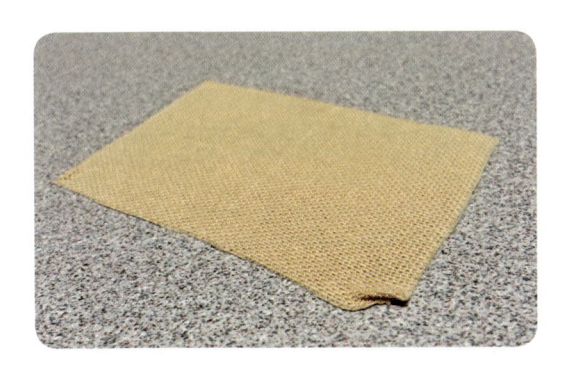

> **ワンポイント**
> ● 皮膚損傷が考えられる患者さんの場合には，1枚目のテープに皮膚保護用のドレッシング材を使用することも検討してみてください（34ページ参照）．

3 ②で貼ったテープの上にチューブを置き，大きめのテープでドレーン全周をΩ形になるように巻き，チューブが浮くようにして固定します．

4 最後に切り込みを入れたテープで挟むようにして固定します．これで完成です!!

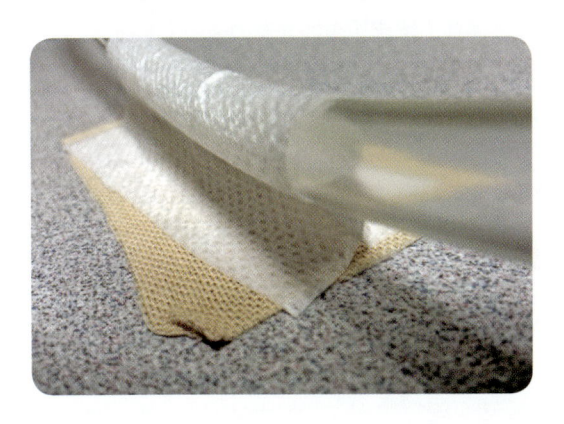

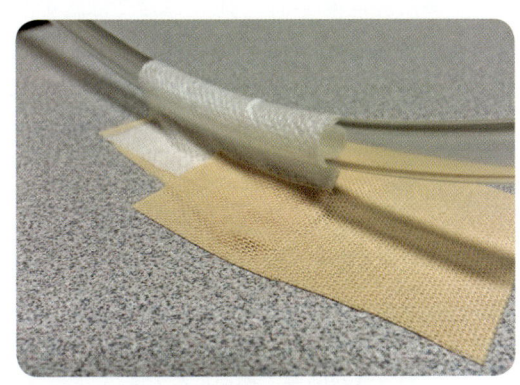

第1章　ドレーン管理の基本　D ドレーン管理の基本と看護師の役割

31

3）患者さんに合わせた配慮

- ドレーンの事故として多いのは，患者さんによるドレーンの予定外の抜去です．事故・自己，両方から生じます．そのため，これまで述べてきたような固定を十分に行うこととともに，患者さん自身にドレーン挿入の必要性やドレーン抜去に留意する重要性を認識してもらうような説明，声かけを行うことも重要です．
- 協力が得られやすい患者さんであれば，注意を引く見える位置にチューブを配置するのもよいでしょう．しかし，たとえばせん妄や認知症の患者さんは，チューブが視界に入ったり違和感があったりすることでチューブを引っぱりますので，チューブを見えない位置に固定する，違和感を与えないよう少しの体動でチューブが引っぱられないように固定する，ドレーンを患者さんの寝衣の中に通しズボンの裾から出すことで見えない・手が届かないようにするなどの配慮が必要です．
- また，せん妄や不穏，認知症そのものに対するケアも看護師の重要な役割となります（せん妄については43ページのコラム参照）．予定外抜去のおそれがあるなどの必要時には，抑制の必要性をアセスメントしたうえで，最低限の抑制を行います．

ワンポイント

- ドレナージを行っているからといって，必ずしも患者さんの活動を制限する必要はありません．歩行が可能な患者さんに対しては，排液バックをまとめて首からぶら下げる，ドレナージセットが大きい場合は点滴台などと一緒に運ぶなど，活動制限を最小限に抑えましょう．

Column　ドレーン接続部に使用する消毒薬

- ドレーンとチューブの接続が外れた場合は，可能であれば排液バック側を交換します．ただし，交換する物品がない場合などは，消毒してから再接続を行います．消毒薬には，次亜塩素酸ナトリウム，ポビドンヨード，エタノール（アルコール）などが選択されています．
- 次亜塩素酸は開封した濃度では濃すぎるため，薄めて使用する必要があるのですが，揮発するため長時間の作り置きはできません．現実的には，すみやかなドレーンの再接続が必要な場面では使用できないと考えられます．
- ポビドンヨードは本来，生体に対してのみ使用する消毒薬です．また，乾燥してから消毒効果が現れるため，乾燥を待つ必要があります．さらに，塗布した部分を固着させるので，必要時に外れにくくなります．
- エタノール（アルコール）は，揮発性が高く，すぐに消毒効果を発揮します．とくに単包品は揮発がなく衛生的で使用しやすいという長所があります．ドレーンの再接続の場面にもっとも適しています．注意点は，アルコールなので引火性があること，強く擦り拭きが必要であることです．

管理・観察③　排液の観察

1）排液量の観察

- ドレーンの排液量はドレーン留置部位や術式などによって異なります．排液量を観察する際には，留置部位や術式に伴ってどの程度の排液が予測されるのか，どの程度の量であれば異常と判断するのかを知る必要があります．
- また，観察において，排液量の経時的な変化がとくに重要なポイントになります．
- 経時的に続いていた排液が突然流出しなくなった場合には，ドレーンの閉塞や屈曲，抜去や接続外れを疑います．ドレーン導管内にある排液の性状はどうか（コアグラの有無や浮遊物の有無），ドレーンは抜けていないか，接続の外れはないか，三方活栓の向きは正しいか，屈曲していないか，ドレーン刺入部からの排液漏れはないか，バイタルサインに変化はないかなどに注意しながら観察を行います．
- 急激に排液量が増加した場合には，出血や体液の漏出などを疑います．この場合，排液の性状の変化や，検査データの変化，バイタルサインの変化と合わせて状態のアセスメントを行います．

> **ワンポイント**
> - 排液量の増加・減少は体位の変化などによっても起こりうる現象です．排液量の増減が一過性のものなのか，継続しているものなのかということについても観察する必要があります．

2）排液の性状の観察

- 一般的に排液の性状は，淡血性（術後の洗浄液など），暗血性（術野にたまった血液など），淡黄色（胸水など），洗浄水と同様の色調（縦隔や創部の洗浄などを行った際）であり，ドレーン留置の目的に合わせて性状の変化を観察します．

血性　淡血性　淡々血性　漿液性　淡黄色　黄色　乳び様　濃黄色　赤ワイン色　濃緑色

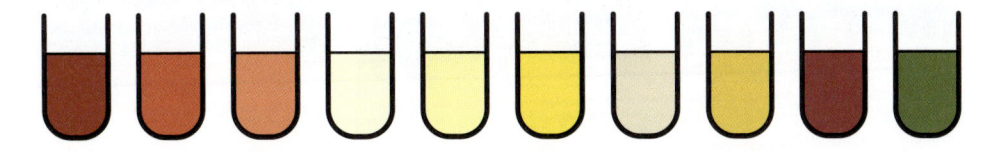

- ドレーンからの排液が新鮮血様に変化した場合や，血性の排液でなかったものが血性に変化した場合は，臓器や血管の損傷・縫合不全に伴う出血を疑います．この際は，経時的な排液量と合わせ，検査データ（ヘモグロビンなど）やバイタルサインの変化（血圧低下，脈圧減弱，頻脈，ショック徴候などの身体所見，意識レベル）と合わせて観察を行い早急に医師に報告を行います．
- 排液に膿，混濁，浮遊物が見られた場合には感染を疑います．感染が疑われる際には，

ドレーン刺入部の状態や感染に伴う全身状態の変化に注意し観察を行うとともに，早急に医師に報告します．
- 排液に消化液や便汁の混入が見られた場合には消化管の縫合不全や損傷を疑います．この際も，全身状態の変化を観察するとともに早急に医師への報告を行います．
- 排液の性状変化を観察する際には，色調などの見た目の変化だけでなく，粘度やにおいもアセスメントの重要な手がかりとなります．
- 排液からさまざまな情報を得たうえで，患者さんの状態把握に努めることが重要です．

管理・観察④　ドレーン刺入部の感染徴候

- ドレーン刺入部周囲の発赤，腫脹，熱感，疼痛，滲出液の有無を観察します．感染徴候を認める場合は，すみやかに医師に報告をします．

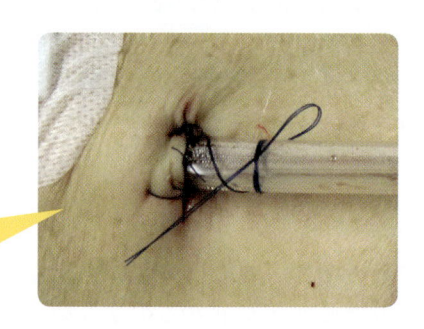

正常なドレーン刺入部です．発赤，腫脹，熱感，滲出液といった感染徴候はみられません．

管理・観察⑤　ドレーン固定部の皮膚障害

- 収縮性をもつテープでドレーンを固定した場合，テンションをかけて（引っぱって）固定すると，表皮が引っぱられ，皮膚障害を起こしやすくなります．一方で，皮膚障害をおそれるあまり固定がゆるくなっては，ドレーン抜去などの危険性が高まります．
- 皮膚障害を予防するために，固定用テープ貼付部の皮膚に，ハイドロコロイド材や透明ドレッシングフィルムなどの創傷被覆・保護材を貼り，その上に固定用テープを貼付します．

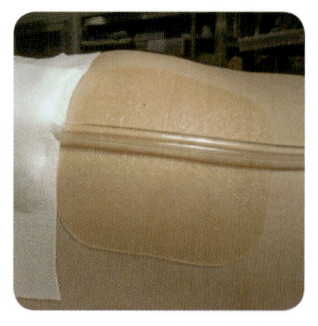

ハイドロコロイド材 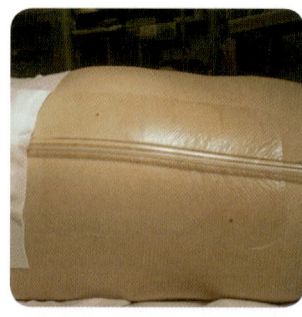　　透明ドレッシングフィルム 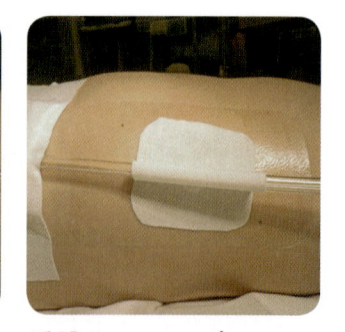　　透明ドレッシングフィルムの上に固定用テープを貼付

- 筆者の施設では，皮膚の保護としっかりとした固定を兼ね備えたアルケア製クイックフィックスを使用しています．

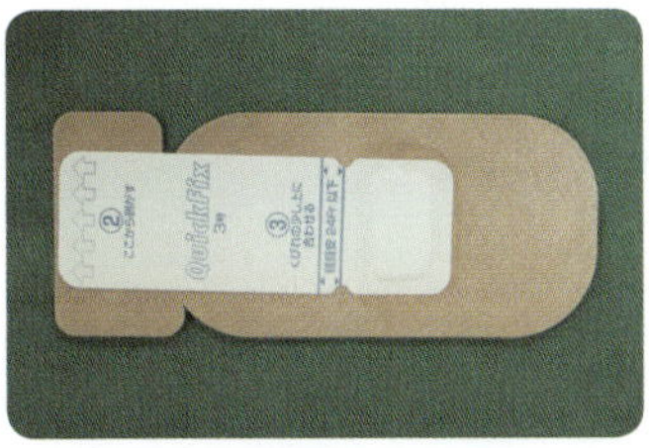

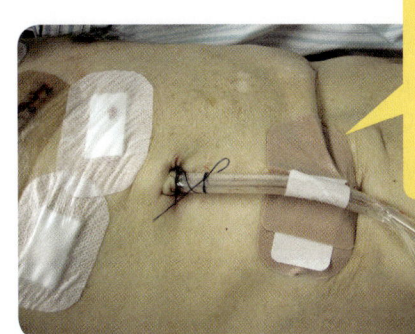

> クイックフィックスで保護し適切に固定していますが，ドレーンが引っぱられることで，皮膚にテンションがかかってしまっています．

クイックフィックス　　　　ドレーンが引っぱられた状態

- ドレーンをΩ型で固定すると，皮膚障害の予防にもなります（30ページ参照）．
- 皮膚障害は，テープを剥がすときに発生しやすいため，剥がし方も重要です．
- テープを剥がすときは，皮膚を押さえ，角度をつけてゆっくりと愛護的に剥がします．剥離剤（リムーバー）を用いると，皮膚への刺激が緩和されます．

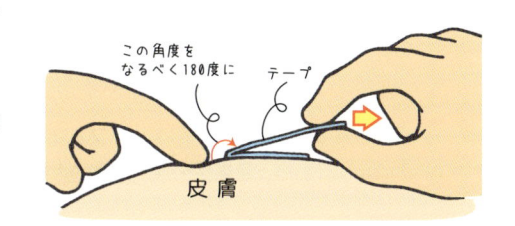

管理・観察⑥　疼痛の評価

- 疼痛は異常の早期発見につながります．ドレーン自体，身体からすると異物であり，異物を挿入することによる刺激があります．それは疼痛，出血などとなって現れます．
- 疼痛の評価には，数字評価尺度（numerical rating scale：NRS）やフェイス・スケールなどの疼痛評価スケール（次ページ参照）を使用するとよいでしょう．スケールがない場合は「さっきと比べてどうですか？」「10段階でどれくらいの痛みですか？」などと尋ねてもよいと思います．数字が大切なのではなく，経時的変化やどういうときに痛みを感じるのかの評価が大切です．
- 人工呼吸器管理下などで返答できない・コミュニケーションがとりにくい場合は，表情を観察して評価します．BPS（behavioral pain scale）という評価スケールもあります．
- 鎮静中や，自分の状態を表現できない患者さんの場合は，表情の変化だけでなく，血圧上昇や頻脈などがないか，全身をアセスメントする必要があります．

さまざまな疼痛評価スケール

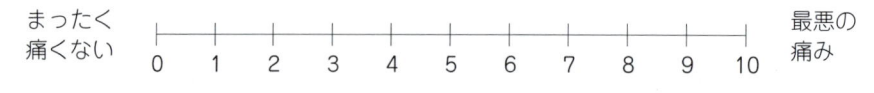

まったく痛くない　0　1　2　3　4　5　6　7　8　9　10　最悪の痛み

数字評価尺度（numerical rating scale：NRS）
- 0から10までで現在の痛みに相当する数値を示してもらいます．

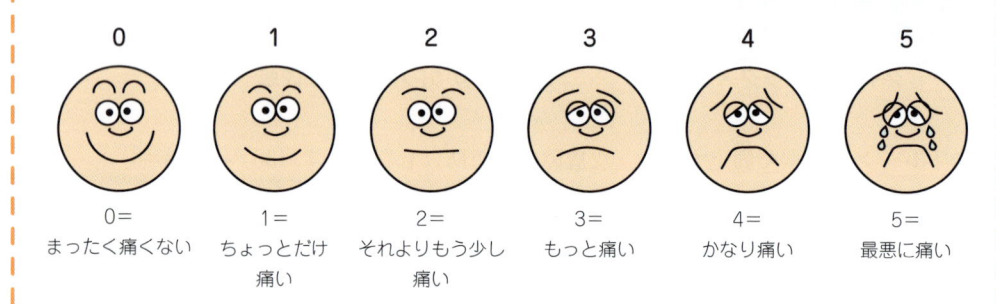

0	1	2	3	4	5
0＝まったく痛くない	1＝ちょっとだけ痛い	2＝それよりもう少し痛い	3＝もっと痛い	4＝かなり痛い	5＝最悪に痛い

フェイス・スケール
- 現在の痛みをもっとも表している顔を選んでもらいます．

項目	説明	スコア
表情	穏やかな	1
	一部硬い（たとえばまゆが下がっている）	2
	まったく硬い（たとえばまぶたを閉じている）	3
	しかめ面	4
上肢の動き	まったく動かない	1
	一部曲げている	2
	指を曲げて完全に曲げている	3
	ずっと引っ込めている	4
人工呼吸器との同調性	同調している	1
	時に咳嗽，大部分は呼吸器に同調している	2
	呼吸器とのファイティング	3
	呼吸器との調節が利かない	4

BPS：behavioral pain scale
- 表情，上肢の動き，人工呼吸器との同調性，の3項目について評価します．

管理・観察⑦　ドレーンの抜去（予定抜去）

1）ドレーン抜去時の注意点

- 抜去方法はドレーン・ドレナージの種類や目的に応じます．
- 陰圧ドレナージの場合は，ドレーン内の排液が体内に戻らないよう，陰圧をかけたままドレーンを抜去します．
- ドレーン抜去時は，筋層や皮下を通過する際に痛みを生じますので，患者さんへの声かけを行いましょう．

2）ドレーン抜去後の刺入部の保護

- 縫合はドレーンの太さによります．細いドレーンの場合は縫合せず，ガーゼやフィルム（**下の写真**）などで保護します．ドレッシング材や固定テープなどは，スキントラブル予防のため，患者さんの肌に合ったものを選択します．
- ドレーン抜去後も刺入部からの出血や滲出液の漏出に注意し，定期的に観察します．また，血液や滲出液がドレッシング材の下にたまったままになると，スキントラブルの原因や，細菌の培地となり感染源となるため，適宜，清潔なものに交換します．

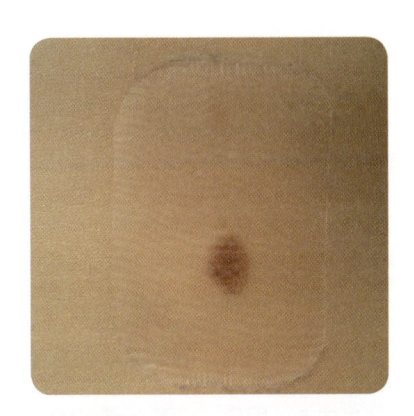

> **ワンポイント**
> - 細いドレーンの抜去時は，縫合を行わず，圧迫・保護を行いますが，体外に排液が漏出してきたり，出血がある場合などは縫合が必要になります．漏出や汚染が認められる場合は圧迫を行い，すみやかに医師に報告します．

2 感染対策

- ドレーンを体内に挿入することで，感染を引き起こすリスクが発生します．
- 1つは，ドレーン刺入部からの感染です．ドレーン留置のため創部が完全には閉鎖されていない以上，そこから病原微生物が入りこみ感染する可能性があります．
- もう1つは，1度体外に排出された排液がドレーンを通して体内に逆流することによる逆行性感染です．排液そのものが細菌の培地になりえますので，排液の逆流は感染リスクです．また，ドレナージ回路内に入りこんだ細菌が排液の逆流によって体内に押しこまれることでも感染するおそれがあります．
- ドレーンを留置している患者さんは，外科的侵襲を受けていたり，抵抗力が低下したりしている患者さんです．感染を引き起こすと身体にとって非常に大きな侵襲となり，全身にさまざまな悪影響を及ぼします．また，追加で薬剤の投与や処置が必要となり，患者さんは不利益を被ることとなります．
- そこで，十分な感染対策のための看護が必要となります．
- 感染対策は，標準予防策（スタンダードプリコーション）に加え，逆行性感染予防，ドレーン刺入部からの感染予防，全身管理が重要です．それぞれのポイントを**下の表**に示します．

ドレーン管理の感染対策のポイント

標準予防策
- ドレーンや排液を扱う際やガーゼ交換の際は，手指衛生と，手袋・エプロンの着用が必要です．
- とくに排液の廃棄時など体液・血液の飛散が予測され場合は，マスク，ゴーグルも着用します．

逆行性感染予防

■閉鎖式の場合
- ドレーンの閉塞・排液のうっ滞予防
- 排液バックの取り扱いに注意する（固定位置，不用な開放をしない）
- 確実な接続
- 排液の十分な観察
- 患者さんに対する十分な説明と，患者さんの認識
- ドレーンの早期抜去

■開放式の場合
- ガーゼ汚染時の対応（早急な交換，清潔なガーゼの使用）
- ドレーンの埋没予防
- 排液の十分な観察
- ドレーンの早期抜去

ドレーン刺入部からの感染予防
- ドレーン刺入部の清潔の保持
- 適切なドレッシング材の選択と汚染時の交換
- 刺入部周囲や排液の十分な観察と管理方法の検討

全身管理
- 栄養状態，免疫機能の改善
- 呼吸・循環など，全身状態の維持・改善

1）標準予防策

- ドレーン管理では，感染予防のため，手指衛生や手袋・エプロン・マスク・ゴーグルの着用といった標準予防策（スタンダードプリコーション）を徹底することが重要となります．
- ドレーンや排液を扱う際やガーゼ交換の際などには，接触伝播の防止が主になりますので，手指衛生，手袋・エプロンの着用が基本となります．ただし，排液の廃棄時など体液・血液の飛散が予測される場合は，飛沫感染予防のため，マスク・ゴーグルも着用します．

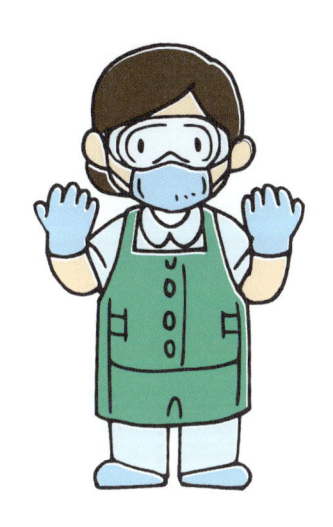

> **ワンポイント**
> - 標準予防策は，すべての患者さんに対して標準的に行う感染予防策です．
> - 標準予防策では，患者さんの感染症の有無にかかわらず，患者さんの血液，体液，分泌液，排泄物などは病原微生物を含んでいる可能性があるものとして扱うことが基本です．体内から排出される排液は，当然，感染性のものとみなして取り扱います．

2）逆行性感染予防

①閉鎖式ドレーン

- ドレーンの閉塞や排液のうっ滞は，たまった排液が培地として感染を起こす要因となるため，ミルキングや体位変換，屈曲予防などによってうっ滞や閉塞を予防します．
- 排液バック内の排液が逆流するため，排液バックをドレーン刺入部より高い位置に置いてはいけません．また，逆流のリスクがあるため，排液バックやドレナージ回路内が汚染されないよう，排液バックを床に着けないように固定する，不要な開放はしない，ドレーンとチューブの接続を確実に行うといった注意が必要です．
- 感染創に挿入されたドレーンからの排液は，細菌が含まれているため，とくに注意が必要です．

- 感染を早期発見し，早期対応することも重要な感染予防策です．感染の有無の観察には，排液の観察が重要です．感染を引き起こせば，排液の性状が混濁，膿性に変化したり，浮遊物が出現したりします．また，排液量やにおいにも変化が現れます．もし，排液に変化があれば早急に医師に報告し，ドレーンの閉塞・うっ滞はないか，接続は確実に行われているか，そのほか感染の要因となるものはないかということに注意し観察を行います．
- 自力で動くことができる患者さんには，排液が逆流することやドレーンの接続外れのリスクと予防について説明し，認識してもらいます．また，感染を起こせば疼痛などの自覚症状が現れることが多いため，自覚症状があれば報告するよう説明します．
- 開放式，閉鎖式いずれの場合も，ドレーンの早期抜去が感染予防にとって重要な対策となります．患者さんの状態や排液の状態を観察し，そのドレーンが患者さんにとって本当に必要なものなのかということを考えながら管理することが重要です．

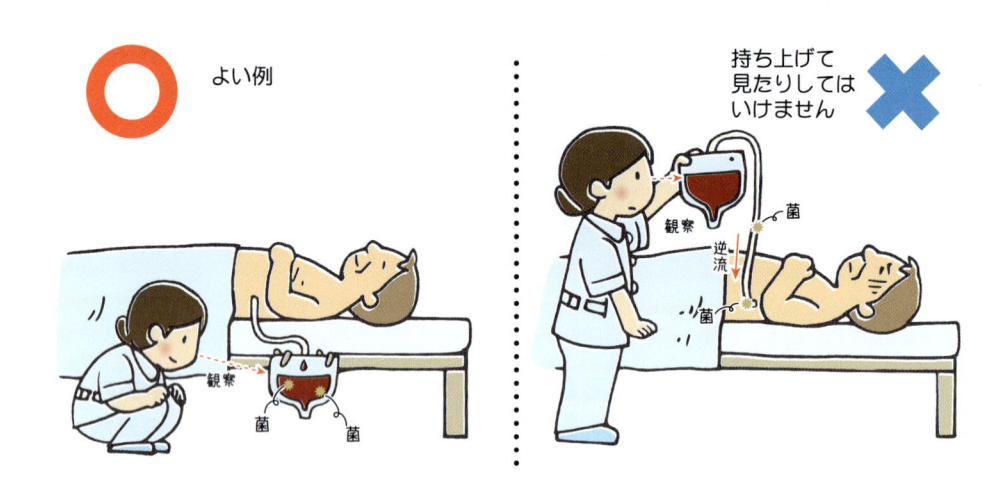

②開放式ドレーン

- 開放式ドレーンは，閉鎖式ドレーンに比べ感染を起こしやすいため注意が必要です．
- 開放式ドレーンはドレーン断端が開放されているため，そこから不潔なものが混入しないよう，清潔なガーゼでドレーンを覆うようにして管理します．なんらかの理由でガーゼが濡れたり汚染されたりした場合は早急に交換します．排液によってはガーゼが汚染された場合も細菌の培地となるため，ガーゼ交換を行います．
- 開放式ドレーン自体が異物であり，体内に埋没することで感染を引き起こす原因となります．その点でも，ドレーンの埋没予防のための固定や観察が重要となります．
- 開放式ドレーンの場合も，排液の性状や量，においなどに注意しながら，感染を引き起こしていないか観察します．

3）ドレーン刺入部からの感染予防

- ドレーン刺入部からの感染を予防するためには刺入部を清潔に保つことが大切です．
- 開放式ドレーンの場合は清潔なガーゼで覆い，必要に応じてガーゼ交換を行います．
- 閉鎖式ドレーンの場合はドレーン刺入部をフィルムドレッシング材で覆います．しかし，閉鎖式ドレーンの場合でも，刺入部からの出血や滲出液が多い場合には，清潔なガーゼで覆い，適宜交換します．
- 刺入部周囲の感染徴候（発赤，腫脹，熱感，疼痛など）の有無やドレーン排液の性状変化に注意し観察を行います．感染が認められる場合には，早急に医師に報告するとともに，感染を引き起こした原因と，その原因を除去するような管理方法についての検討を行う必要があります．

4）全身管理

- 感染予防に必要なのは，ドレーンやドレーン周囲の管理だけではありません．感染を予防するためには，病原菌に打ち勝つような免疫力を身に付け，全身の機能を回復させることが重要です．
- 入院中の患者さんの免疫機能の改善には，栄養状態を良好にすることが重要です．そのために，栄養状態や栄養摂取について評価し，十分な栄養を摂取することができていなければ，どのような方法で摂取することができるのかを検討します．
- 早期離床や呼吸状態，循環動態の維持といった基本的な管理は，術後の全身機能の回復や予後に重要ですが，からだを感染しにくい状態にするという面でも重要です．

> **ワンポイント**
>
> - ドレーン挿入に起因した感染を引き起こしてしまった際には，ドレーン排液や刺入部の状態だけでなく，全身状態に変化を及ぼす可能性があることを念頭に置き，モニタリングの数値や身体所見といった全身状態，検査データの推移，画像所見の変化などに注意しながら緻密な観察を行います．
> - それと同時に起こりうる状態変化を予測し，状態変化が起こった際には，早急に対処できる準備をしておくことが大切です．

3 精神的ケア

まず，ドレーンの挿入・留置が与える苦痛，不安，弊害を知ろう

- ドレーンの挿入は治療上重要であり，患者さんの回復に向けて必要なものとなります．しかし，患者さんにとっては苦痛や不安，弊害を与えるものであり，患者さんの精神的なケアも非常に重要です．
- 具体的には，以下のような苦痛や不安，弊害が考えられます．
  - ・ドレーン挿入による痛みや違和感などの身体的苦痛（35 ページ参照）．
  - ・活動が制限されるなどの精神的苦痛．
  - ・ドレーンが入っているだけで重症感を感じて不安になる．
  - ・ドレーンからの排液を見て経過に不安を覚える．
  - ・血性の排液を見て，命にかかわる状態なのではないかと不安になる．
  - ・ドレーン挿入に伴う痛みによる，自発的な活動の制限や休息の阻害といった弊害．
  - ・安静度に制限がないにもかかわらず，患者さん自身が動いてはいけない，動きづらいと感じ，自発的に体動を制限してしまうといった弊害．
- 活動の制限は，ADL 拡大を阻害し，さまざまな合併症を引き起こす可能性があります．また，身体的・精神的ストレスが，不安を増強させ，患者さんにさまざまな悪影響を与え，回復過程の遅延化や QOL の低下につながります．

苦痛，不安，弊害に対し，どのようなケアを行うか

- ドレーンは，術後の創部同様，患者さん自身に疾患や治療というものを認識させるものです．こうした不安を少しでも取り除くため，ドレーンの必要性や，排液の性状や経過について説明し，患者さんに正確な認識をしてもらいます．患者さんの状態や精神状態に応じて，伝える情報の選択や伝え方の検討を行います．必要に応じて，医師から説明してもらうよう調整を行います．
- ドレーン挿入に伴う弊害を回避するためには，痛みの緩和を十分に行うこと，活動や安静度について十分な説明を行うことが必要です．可能な活動や安静度の説明の際には，予定外抜去予防や閉塞予防，トラブルの際には早急に報告することなどの説明も合わせて行います．
- そして，患者さんが不安に感じていることや，苦痛に感じていることは何なのかということを十分に把握し，看護師が患者さんの視点に立って，チーム一丸となり，よりよいドレーン管理と，苦痛・不安・弊害の解消に努めることが重要です．

| Column | せん妄について |

1. せん妄とは

- せん妄とは脳の一時的な機能失調によって起こる，注意障害を伴った意識混濁を基盤とする症候群です．発症が急激であり，1日を通して症状の動揺がみられ，可逆性であるといった特徴があります．
- せん妄の原因は直接因子，誘発因子，準備因子の3つの因子に分類されます．それぞれの因子が絡み合ってせん妄は発症するとされています．しかし，せん妄の病因はまだ完全には解明されていません．

直接因子	脳血管疾患，低酸素血症，高血糖や電解質異常などの代謝性疾患，循環障害，甲状腺機能低下や副腎疾患といった内分泌障害，敗血症や肺炎などの感染症といったような病因と薬物の服用・離脱など．
誘発因子	環境の変化，睡眠障害や精神的ストレス，身体拘束による不動化や感覚遮断・感覚過剰など．
準備因子	脳血管障害の既往や認知症などの脳変性疾患の存在，高齢，アルコールの依存，糖尿病，がんの終末期など．

- せん妄は注意や集中，認知，知覚などが障害されているため，せん妄を発症すると，患者さん自身が治療に参加することや，安全な入院生活を送ることが困難な状況になってしまいます．ドレーン留置患者さんにおいては，患者さんによる予定外抜去のリスクが高まります．
- また，せん妄発症は生命予後にも大きな影響を与えるものであり，せん妄発症を予防することが重要となります．

2. せん妄の分類とアセスメントツール

- せん妄は，過活動型，低活動型，混合型の3型に分類されます．
- 過活動型せん妄は幻覚，妄想，焦燥，興奮などの精神症状・異常行動がみられ，臨床の現場ではよく"不穏"といわれるような症状を呈するタイプです．
- 低活動型せん妄は活動性が低下しており，ぼんやりしている，話しかけても反応がないなど，一見するとうつ状態のようにみえることもあるタイプです．
- 混合型せん妄は，過活動型と低活動型の2つの特徴が混在しており，昼は静かに過ごす低活動型であるが夜になると過活動型になるといったようなタイプです．
- せん妄の多くは見逃されてしまっているのが実情です．そこで，せん妄発見に役立つアセスメントツールが開発されてきました．いくつか例として挙げてみます．どのアセスメントツールにも利点，欠点，限界があります．そのため，アセスメントツールの選択は，職場の環境や看護師の知識・経験などに合わせて，その施設でもっとも適したものを選択することが重要となります．

① CAM-ICU（Confusion Assessment-Method for the Intensive Care Unit）

人工呼吸器使用中などで会話が不可能な患者さんにおいても使用しやすいように作られています．鎮静スケールであるRASS（Richmond Agitation-Sedation Scale）と組み合わせた2段階評価が推奨されています．現在せん妄を発症しているのかというリアルタイムでの評価が可能です．

② ICDSC（Intensive Care Delirium Screening Checklist）

患者さんの協力を必要とせず，簡便に使用できます．リアルタイムでのせん妄判定ではなく，8時間あるいは24時間といった長時間の状況をふまえた評価を行い，せん妄を判断します．

③ J-NCS（日本語版ニーチャム混乱・錯乱スケール）

看護師が患者さんとの言葉や行動・表情などのやり取りの中で観察できることを評価できるようになっています．また，患者さんに認知テストのような負担をかけないよう配慮されています．しかし，看護師の勤務経験や考え方，性格傾向などに左右されることがあります．

3. 看護ケア

- まず，入院してきた患者さんのせん妄発症リスク（直接因子，誘発因子，準備因子）の評価を行います．リスクがあれば予防的なケアを実施します．
- 患者さんにせん妄発症の疑いがあれば，上記アセスメントツールを用いるなどしてせん妄かどうかを判断し，せん妄と判断したらせん妄発症時のケアを行い，同時に原因のアセスメントと原因を除去するためのケアを行います．
- 予防的なケア，せん妄発症時のケアとして共通に行うべきケアのポイントは，①内部環境の安定性の保持，②外部環境の安定性の保持です．
- 内部環境の安定性を保つためには，直接因子への介入が必要なため，医師との十分な連携が必要となります．
- 外部環境の安定性の保持は，主に誘発因子にアプローチします．この誘発因子へのアプローチには看護師が大きな役割を担います．具体的には，不必要なドレーン，カテーテルやモニターなどの除去や，不必要な安静・拘束の解除，日常使用していたメガネや補聴器の使用，疼痛の緩和を図る，昼夜の区別を明確にする，日時や場所などの感覚を正常に保たせるなどです．また，患者さんに現在行われている治療や処置の必要性や内容について説明し，不安を軽減させ，納得して治療を受けられるように援助することです．これらを患者さん個々に合わせて行うことが重要です．
- せん妄の予防ケア，発症時のケアに努め，それでもせん妄が収まらない場合は，医師と共同し，抗精神病薬を中心とした薬物療法も考慮します．

参考文献
1) 長谷川真澄：せん妄患者への看護援助の方法．せん妄―すぐに見つけて！すぐに対応！（一瀬邦弘ほか監），p.58-61，照林社，2009

第2章 主なドレナージシステム

基本のドレナージシステムをおさえよう

- 第1章でみてきたように，ドレナージにはさまざまな分類がありますが，実際に患者さんに行われるドレナージをシステム（しくみ）としてみた場合，能動的ドレナージを行う低圧持続吸引システムと，受動的ドレナージを行う自然圧ドレナージシステムの2つに分けられます．そして，これらの中でも臨床で頻繁に遭遇する特殊なシステムとして，胸腔ドレナージシステムと脳室ドレナージシステムがあります．
- この4つのシステムをおさえておけば多くの場面は切り抜けられますし，この4つのシステムを理解すれば，ドレナージシステム全般に強くなったと胸をはれるでしょう．
- それでは，それぞれのドレナージシステムについてみていきましょう．

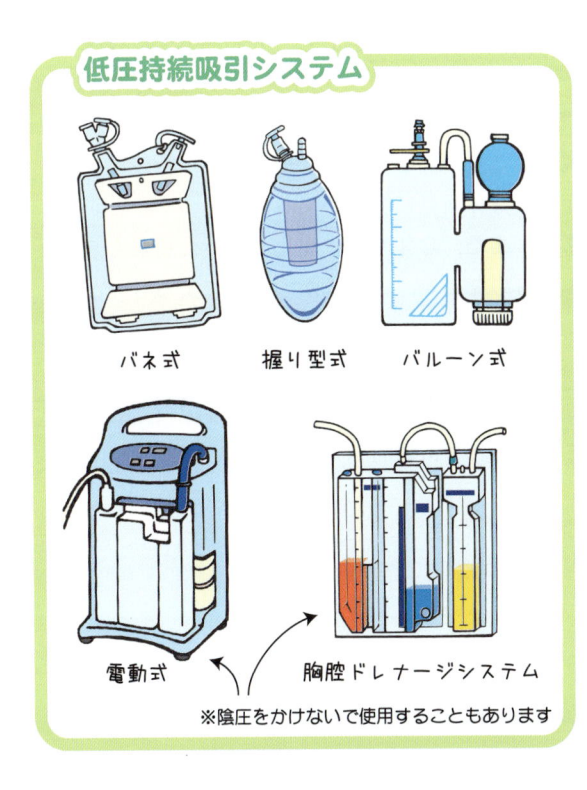

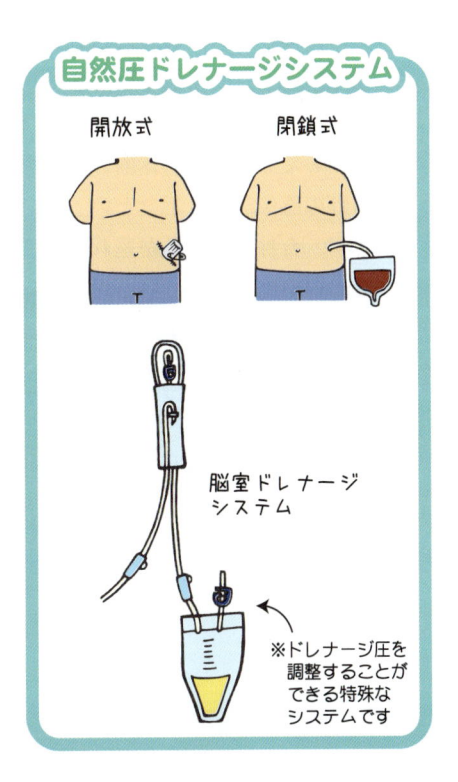

低圧持続吸引システム
- バネ式
- 握り型式
- バルーン式
- 電動式
- 胸腔ドレナージシステム
  ※陰圧をかけないで使用することもあります

自然圧ドレナージシステム
- 開放式
- 閉鎖式
- 脳室ドレナージシステム
  ※ドレナージ圧を調整することができる特殊なシステムです

A 低圧持続吸引システム

- 低圧持続吸引システムとは，吸引機能が備わった排液バックや電動式の吸引器で低い陰圧をかけながらドレナージする方法です．
- 常に陰圧を保たなければならないドレナージや術後のSSI（手術部位感染）予防のための創部陰圧ドレナージなどに用いられ，外科，整形外科，形成外科，泌尿器科，皮膚科，耳鼻科，心臓血管外科など多くの診療科で幅広く扱われています．
- 排液バック自体に吸引機能が備わっているものとして，バネ式，握り型式，バルーン式などがあります．
- 持続吸引器を用いる代表的なものに胸腔ドレナージシステムがありますが，特殊なドレナージシステムですので，本章のC節で紹介します．
- それでは，代表的なバックや吸引器についてみていきましょう．

1 低圧持続吸引システムに共通の目的と適応

- 外科手術後に，腹腔内，骨盤腔内，関節腔内，皮下，縫合部などの部位に挿入し，持続的な陰圧をかけることで，貯留液の排出や，出血などのモニタリングを行います．

①術野にたまった血液や滲出液，洗浄液の排出

- 術後，出血や滲出液を排出せず体内にとどめておくと，臓器などの圧迫や細菌感染の温床となり，患者さんにとって大きな悪影響を与えることとなります．
- そのため，術野や腹腔内の液体が貯留しやすい部位などにドレーンを挿入し，持続的な陰圧をかけて排液を促します．

②術後出血や縫合不全などのモニタリング

- 閉創してしまうと，体内の状態を目視することができません．そのため，術後出血や術野の感染，縫合不全といった合併症は，身体所見に変化が出るまで気づくことができず，合併症の発見が遅れてしまいます．また，身体所見に変化があった場合も，術後出血や縫合不全といった合併症によるものなのか，そのほかの要因によるものなのか，判断に迷います．
- そこで，術野にドレーンを留置し，排液量や排液の性状から，術後の出血や縫合不全，感染などの合併症を起こしてないかモニタリングします．つまり，合併症の見張り番の役目を期待してドレーンを留置します（これを情報的ドレナージといいます）．

2 吸引機能が備わった排液バックに共通の特徴

- 排液バックは患者さんの移動などが考慮され，比較的小さい構造になっています．
- 排液量やバネ，バルーンなどの拡張・収縮具合によって陰圧は変化していき，細かい圧力設定は困難です．
- 排液バック内の排液が多くなるにつれ陰圧が低くなっていくため，適宜，排液を廃棄する必要があります．
- 排液バックによっては，バックのままでは正確な排液量が計測できないものもあります．そのため，正確な排液量を計測するためには，定期的な排液の廃棄を行うなどして，量の確認をする必要があります．
- しかし，頻繁なバックの開放は感染予防の面からは好ましくないため，患者さんの状態（短時間ごとの排液量確認が必要な患者さん，排液量など）に合わせて確認する頻度を決定します．また，排液の廃棄時には標準予防策にて清潔操作で行います．

ワンポイント

- 一般的な陰圧がかかる原理は，下の図のようになります．容器の容積を増やすことで容器内の圧を下げ，陰圧を生みます．

3　低圧持続吸引システムの使用方法

バネ式低圧持続吸引システム

1）物品とパーツの名称・役割

- **Yコネクター**
  ドレーンを2本接続する際に使用します．ドレーンを1本しか使用しない場合は片方（キャップのある方）は，必ず閉鎖して使用します．

- **逆流防止弁**
  集液ポート先端には，バック内の排液が回路内に逆流するのを防止する弁が付いています．

- **目盛り**
  排液量を計測します．

- **フラップ**
  ここを手前に折ると陰圧がかかります．

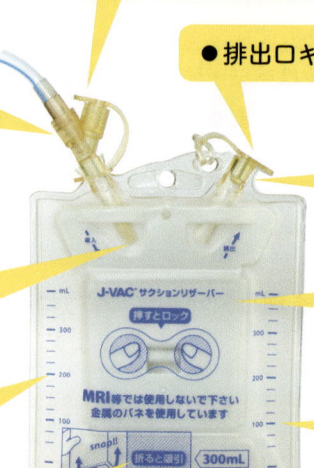

- **コネクターキャップ**

- **排出口キャップ**

- **排出口**
  この部分からバック内の排液を排出します．

- **スプリング**
  内側に内蔵されています．

- **排液バック内部**
  このバック内に，体内から排出された排液が貯留します．排液量が増加するにつれ陰圧が低くなります．

J-VAC®サクションリザーバー（スタンダード型）の場合　［画像提供：ジョンソン・エンド・ジョンソン］

2）ドレナージ開始手順

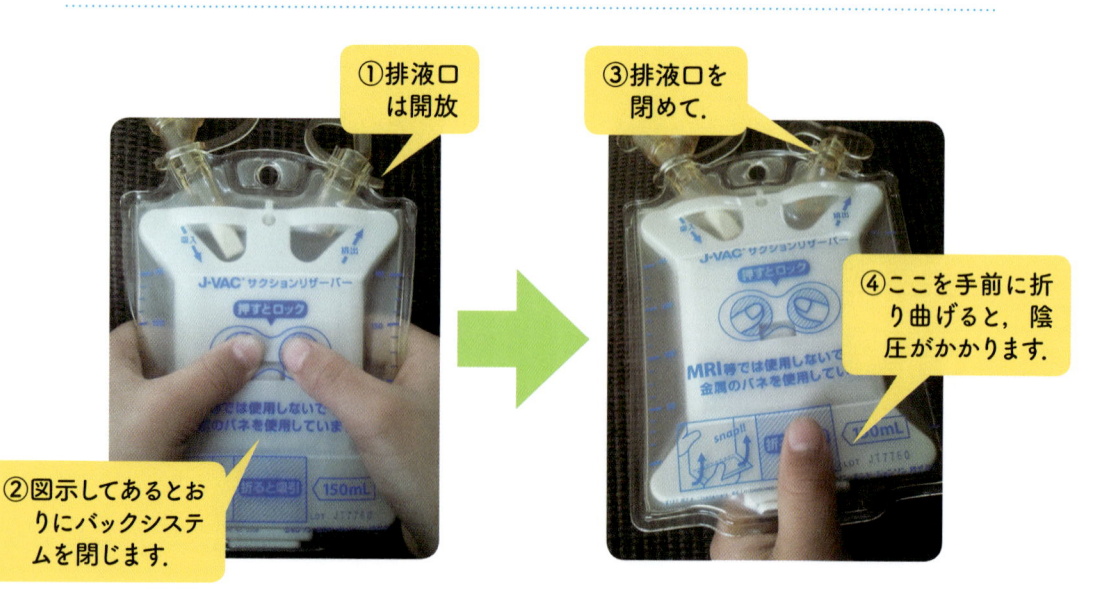

① 排液口は開放

② 図示してあるとおりにバックシステムを閉じます．

③ 排液口を閉めて．

④ ここを手前に折り曲げると，陰圧がかかります．

3）陰圧がかかるしくみ

- リザーバー内部にあるバネの反発力によってリザーバー内部を陰圧にし，貯留液を吸引します．そのため，バネが十分に伸びて反発力がなくなると，吸引力は失われます．

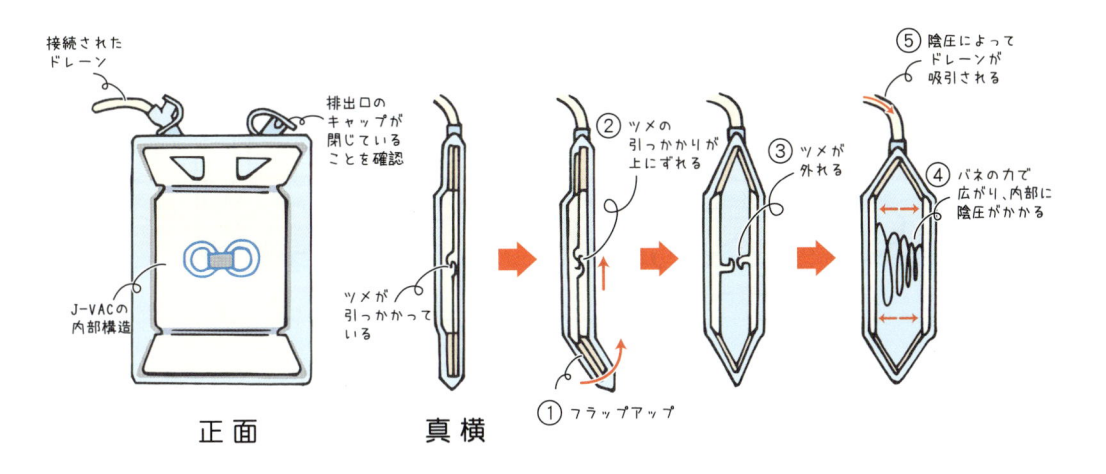

4）排液の廃棄手順

1 まず排出口を開き，リザーバー内に空気を入れ，リザーバーを膨らませます．

2 排液量の計測は，リザーバーが膨らんだ状態で，リザーバーに付いている目盛りで計測します．より厳密な量を計測したい場合には，メスシリンダーなどを使用します．

3 排出口を開いたまま，バックを傾けて排液を排出します．

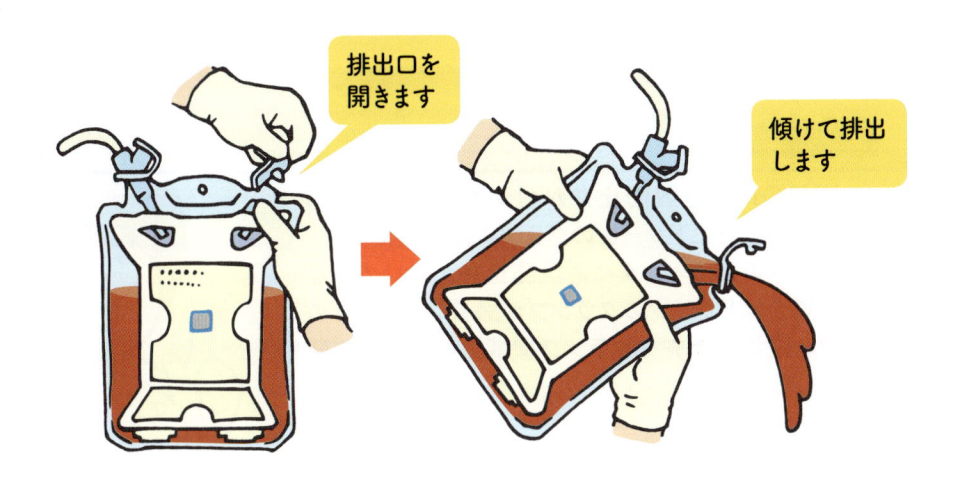

4 排液の排出後，リザーバー中央部を音が鳴り固定されるまで圧縮します．この際，フラップを後方にやや折り曲げて固定します．

中央部を音が鳴り固定されるまで圧縮します．

ここを後方に折り曲げて固定します（フラップダウン）．

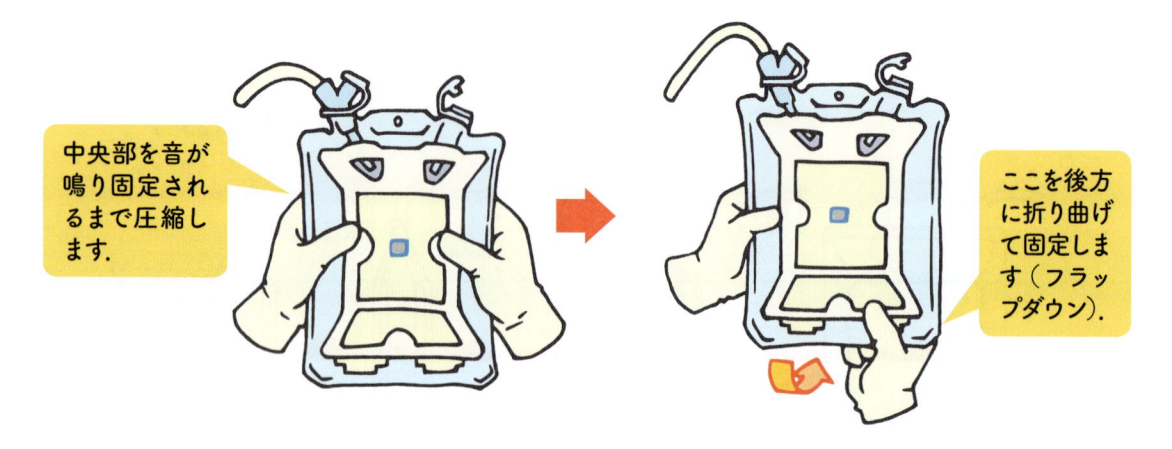

5 排出口をアルコール綿で消毒後に閉鎖し，フラップを音がするまで上方に折り曲げます．そうすることで，再度リザーバー内に陰圧がかかり，吸引が開始されます．

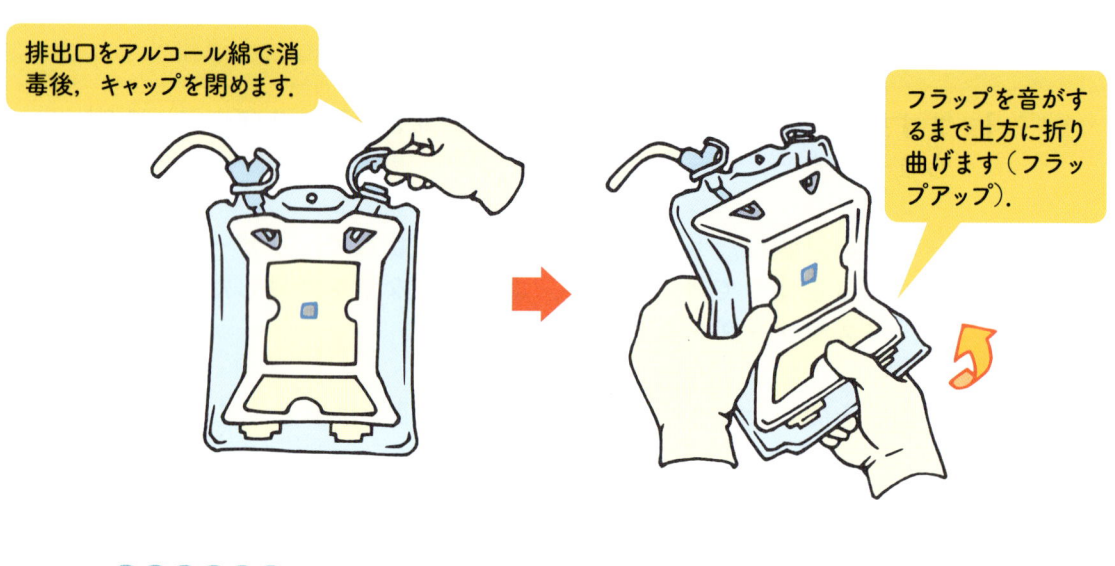

排出口をアルコール綿で消毒後，キャップを閉めます．

フラップを音がするまで上方に折り曲げます（フラップアップ）．

> **ワンポイント**
> - J-VACには逆流防止弁が付いているため，排液の排出時にドレーンのクランプは不要です．
> - 使用中の排液バックに逆流防止弁が付いていない場合はドレーンのクランプが必要になりますので，逆流防止弁やクランプ機能の有無を必ず確認してください．

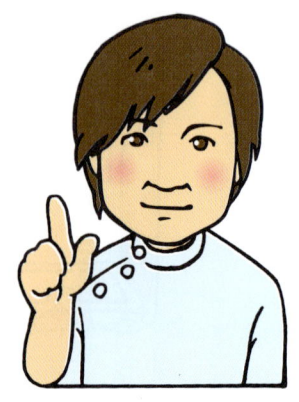

握り型式低圧持続吸引システム

1) 物品とパーツの名称・役割

- **排液ポート**
  この部分から、リザーバー内の排液を排出します。

- **目盛り**
  排液量を計測します。

- **リザーバー**
  このリザーバー内に、体内から排出された排液が貯留します。排液量が増加するにつれ、陰圧が低くなります。

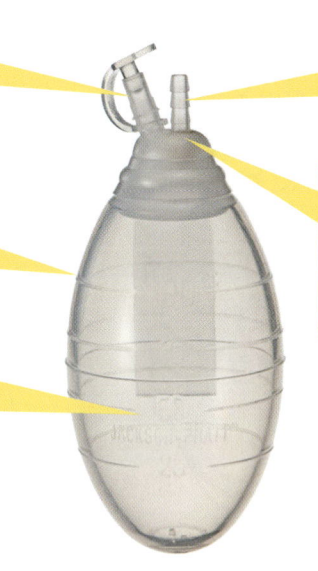

- **ドレーン接続ポート**
  ここにドレーンを接続します。

- **逆流防止弁**
  ドレーン接続ポート先端にはリザーバー内の排液が回路内に逆流するのを防止する弁が付いています。

よく使用される握り型式のJ-VAC*サクションリザーバー（バルブ型）も同じような構造です。

ジャクソン・プラット　レザボワの場合
［画像提供：メドライン・インターナショナル・ジャパン］

2) ドレナージ開始手順

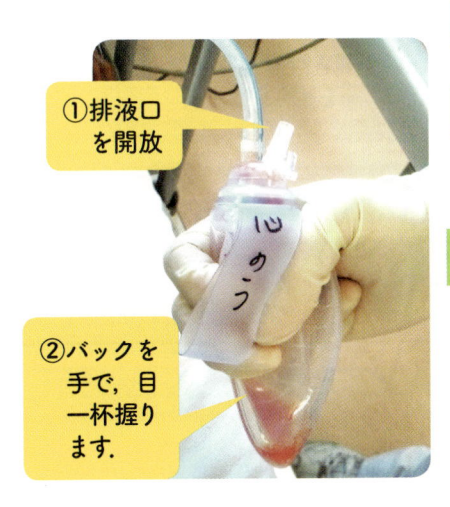

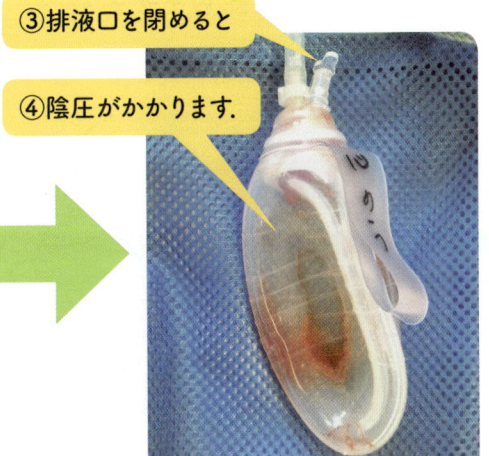

① 排液口を開放
② バッグを手で、目一杯握ります。
③ 排液口を閉めると
④ 陰圧がかかります。

3）陰圧がかかるしくみ

● 排液バックの弾性の反発力によって，排液バック内を陰圧にし，貯留液を吸引します．そのため，排液バックが元の形にまで膨らむと，反発力はなくなり，吸引力は失われます．

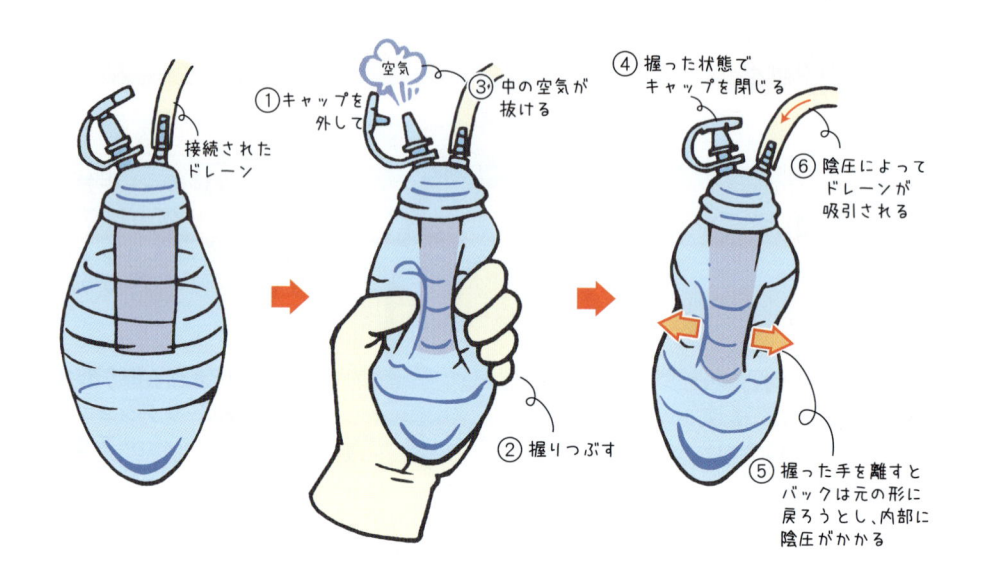

4）排液の廃棄手順

1 まず排出口（排液ポート）を開き，リザーバー内に空気を入れ，リザーバーを膨らませます．

> 排出口を開き空気を入れてリザーバーを膨らませます．

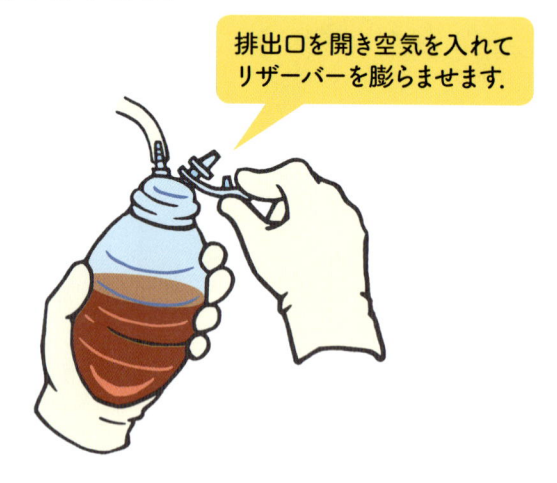

2 排液量の計測は，排液バックが膨らんだ状態で，排液バックに付いている目盛りで計測します．より厳密な量を計測したい場合には，メスシリンダーなどを使用します（101ページ参照）．

3 排出口を開いたまま排液バックを傾け，リザーバー部分を握って排液を排出します．

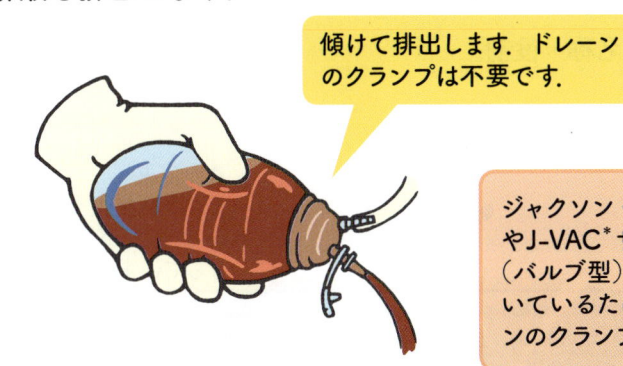

傾けて排出します．ドレーンのクランプは不要です．

ジャクソン・プラット レザボワやJ-VAC*サクションリザーバー（バルブ型）は逆流防止弁が付いているため，排出時にドレーンのクランプは不要です．

4 排出後，リザーバーを握って圧縮したまま，排出口をアルコール綿で消毒し，閉鎖します．これで，再度排液バック内に陰圧がかかり，吸引が開始されます．

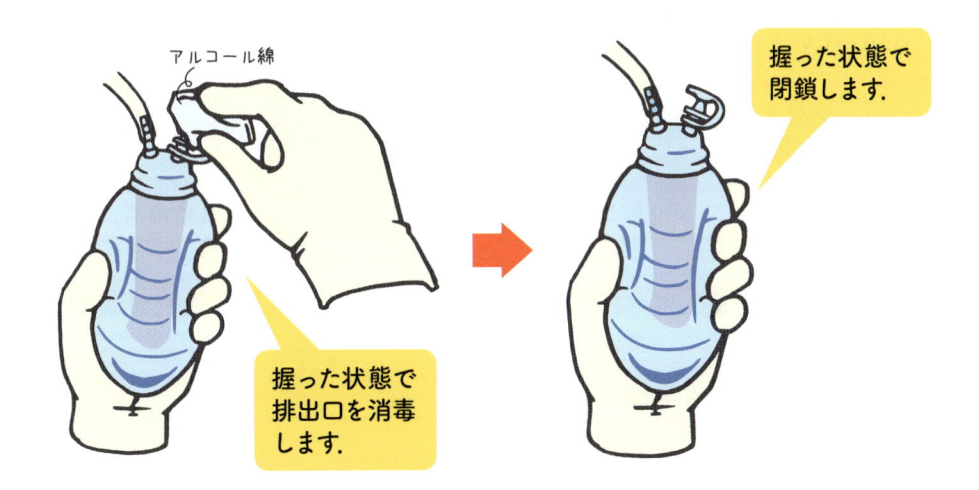

アルコール綿

握った状態で排出口を消毒します．

握った状態で閉鎖します．

第2章 主なドレナージシステム　A 低圧持続吸引システム

バルーン式低圧持続吸引システム

1）物品とパーツの名称・役割

- **板クランプ**
排液時やバルーンを拡張させる際には板をスライドさせ，集液ポートを閉鎖します．

- **集液ポート**

- **一方弁**
ここから空気が抜けますが，外部から空気が流入しないしくみになっています．

- **排液口**

- **ゴム球**
ポンピングし，吸引ボトル内の空気を抜き，バルーンを膨らませます．

- **排液ボトル**
体内から排出された排液が貯留します．ボトルには2種類の目盛りが付いており，少量の排液でも，量の計測ができるようになっています．

- **吸引ボトル**
内部にバルーンがあります．排液ボトルから吸引ボトルへ排液が流入しないように注意します．

- **キャップ（下穴付き）**
下穴がふさがると外気が導入できなくなり，バルーンが拡張せず吸引不能となります．ベッドサイドなどにぶら下げて使用します．

- **バルーン**
ゴム球のポンピングにより膨らみ，その後徐々にしぼんでいきます．

SBバックの場合

2）ドレナージ開始手順

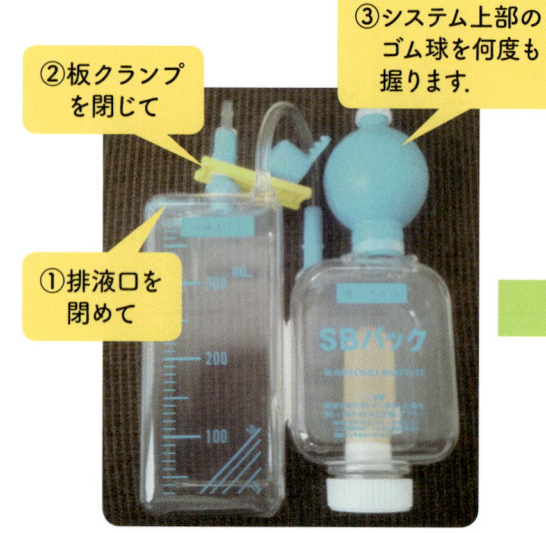

① 排液口を閉めて
② 板クランプを閉じて
③ システム上部のゴム球を何度も握ります．

→

④ 風船が大きくなり
⑤ 板クランプを開放すると
⑥ 陰圧がかかります．

3）陰圧がかかるしくみ

- 膨らんだバルーンが元に戻ろうと収縮する際に生じる吸引圧によって貯留液を吸引します．そのため，バルーンが完全に収縮してしまうと吸引力は失われます．

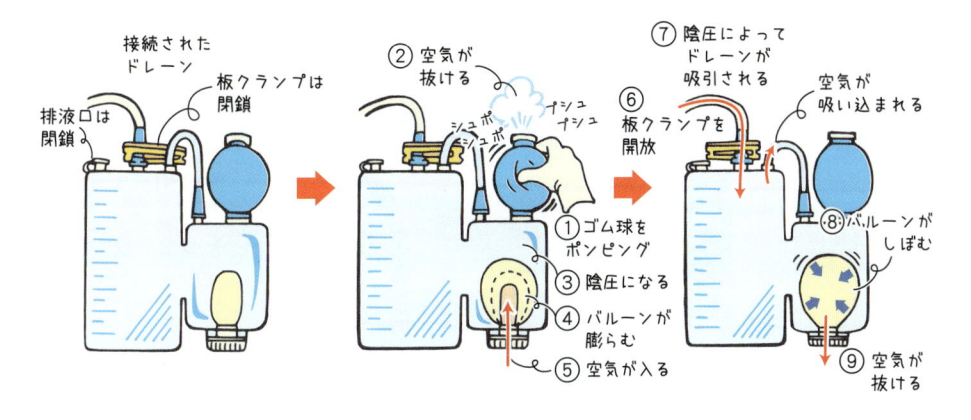

4）排液の廃棄手順

1 排液量の計測は，排液ボトルを水平な場所に置き，目盛りで計測します．より厳密な計測を行う場合は，メスシリンダーなどを使用します．

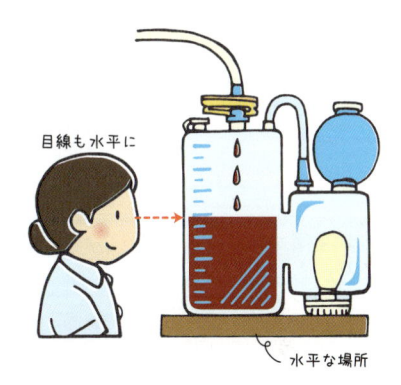

2 板クランプを閉鎖し，排液口を開き，ボトルを傾けて排出します．

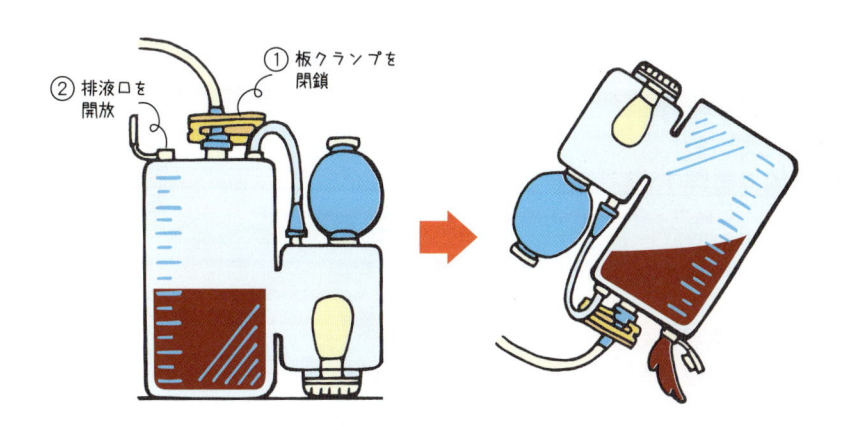

3 排液口をアルコール綿で消毒し閉じます．その後の再吸引の手順は，54ページのドレナージ開始手順と同じです．

電動式低圧吸引器

1）物品とパーツの名称・役割

- 吸引器本体をメラサキューム，透明な部分をアクアシールといいます。
- アクアシールはディスポーザブル製品です。

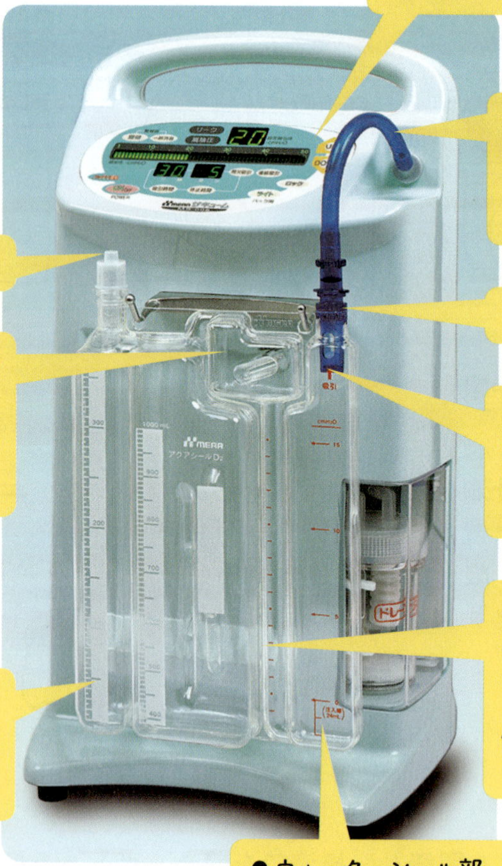

- ドレーンポート

- ウォータートラップ部
  万が一のウォーターシール部の水の逆流を防ぎます。
  ※完全には防げない．

- 排液槽
  体内から排出された排液がここに貯留されます。

- 原理は三連ボトルシステムです（69ページ参照）．吸引器本体が吸引圧制御室の役割を果たしています。
- 吸引圧は機械で制御するため，チェスト・ドレーン・バック（67ページ参照）にある水位による吸引圧の調整は不要です。
- 回路のリークや，患者さんの胸腔内の陰圧が高くなったことを知らせるアラーム機能などがあります。

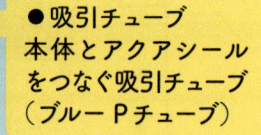

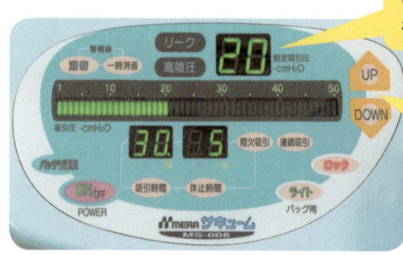

- 操作パネル

- 吸引チューブ
  本体とアクアシールをつなぐ吸引チューブ（ブルーPチューブ）

- 吸引ポート

- オーバーフロー防止弁
  容量を超えた排液が吸引器本体に逆流するのを防ぎます。

- ゲージ部
  水封室と排液槽をつなぐゲージです．胸腔内圧により水位が上下し，呼吸性移動（82ページ参照）を確認できます。

- ウォーターシール部
  一般には水封室といいます．決められた水位まで滅菌蒸留水を注入してください．本製品では約24mLです．

設定圧はここに表示されます。

ここで設定値を変更します．1 cmH$_2$O単位です*．

*機種によって，単位がcmH$_2$OのものとhPaのものがあります．ほぼ同じ値を表します．

メラサキュームの場合

［画像提供：泉工医科工業］

2）ドレナージ開始手順

1 ウォーターシール部に滅菌蒸留水を決められた水位まで注入して水封します（本製品では約24mL注水）.

2 アクアシールを吸引器本体のバッグハンガーに取り付けます.

3 吸引器本体から出ている吸引チューブ（ブルーPチューブ）をアクアシールの吸引ポートに接続します.

4 専用のコネクター付接続管を用いて，ドレーンをアクアシールのドレーンポートに接続します.

5 電源を入れて吸引圧を設定し，コネクター付接続管を鉗子などでクランプし，回路にエアリークがないこと（ウォーターシール部に気泡が出ないこと）を確認した後，患者側からクランプを解除していき，ドレナージを開始します.

> **ワンポイント**
> ● オーバーフロー防止弁としてボールがあるので，アクアシールを傾けると注入しやすくなります.

> **ワンポイント**
> ● 吸引圧をかけず，水封だけでドレナージを行う場合は，エアリークの確認後，吸引ポートから吸引チューブを外し，付属の逆流防止弁を吸引ポートに接続します.

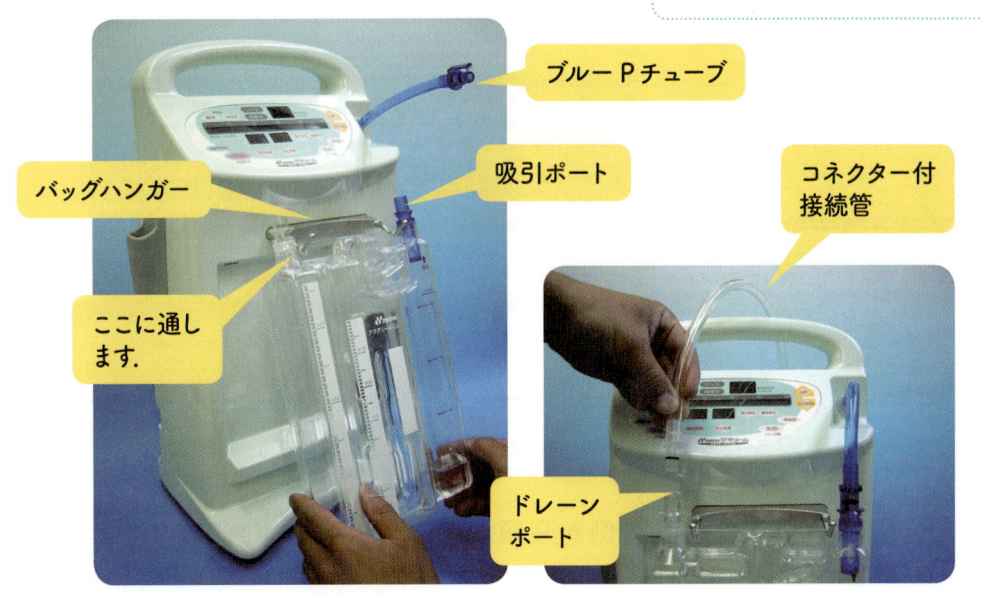

ブルーPチューブ
バッグハンガー
ここに通します.
吸引ポート
コネクター付接続管
ドレーンポート

［画像提供：泉工医科工業］

3）排液の廃棄方法

● 新しいアクアシールに交換し，交換したものは排液ごと廃棄します.

実践！　アクアシールの交換方法

1 水封室の青いコネクター部から規定量の蒸留水（24mL）を正確に入れて準備をします．

2 患者側に近い位置でドレーン接続管に鉤のないクランプ鉗子を2本かけます．

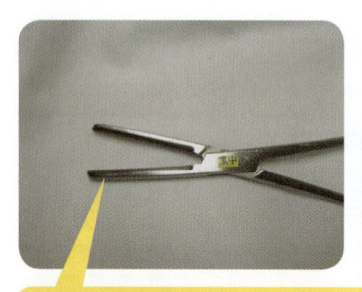

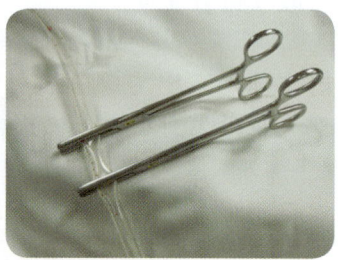

> 鉤のない特殊なクランプ鉗子です．ドレーンを傷付けにくい構造になっています．

3 古いアクアシールを取り外します．
- コネクター部を持ってツメがツバにかかるまで回します（①）．
- コネクター部を引き上げながら（②），回して取り外します（③）．
- ツメの破損に注意します．

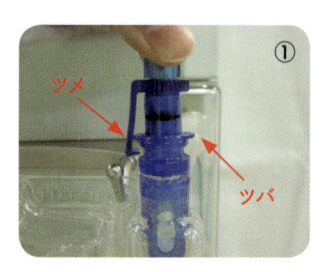

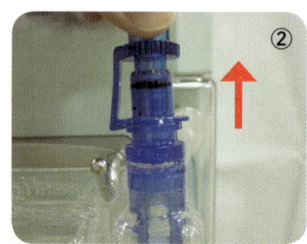

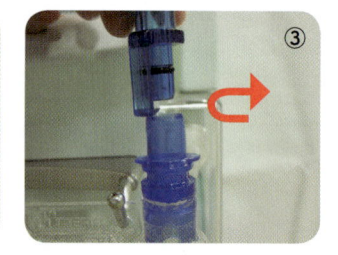

4 新しいアクアシールをセットし，ドレーンを接続します．
- ツメが接続部に「カチッ」とかかることを確認します．

5 クランプを解除する前に，エアリークの確認を行います（右の写真）．

6 クランプ鉗子を患者側から順に外します．

7 再度，エアリークや呼吸性移動の有無（82ページ参照），設定圧，アラームの確認をします．

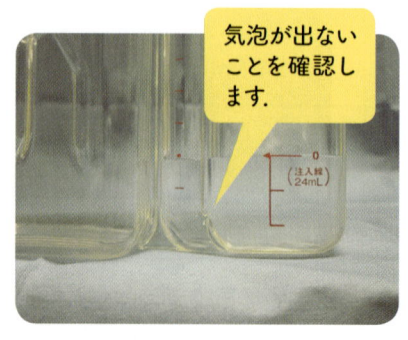

> 気泡が出ないことを確認します．

ウォーターシール部の拡大写真

4）アラーム

- メラサキュームのアラームには，リークと高陰圧の2つがあります．
- 2つのアラームは，設定吸引圧と吸引圧との差で反応します．
- 設定吸引圧が－12cmH₂Oでも，回路のどこかで空気が漏れていると吸引圧のゲージは－12cmH₂Oよりも下がります．

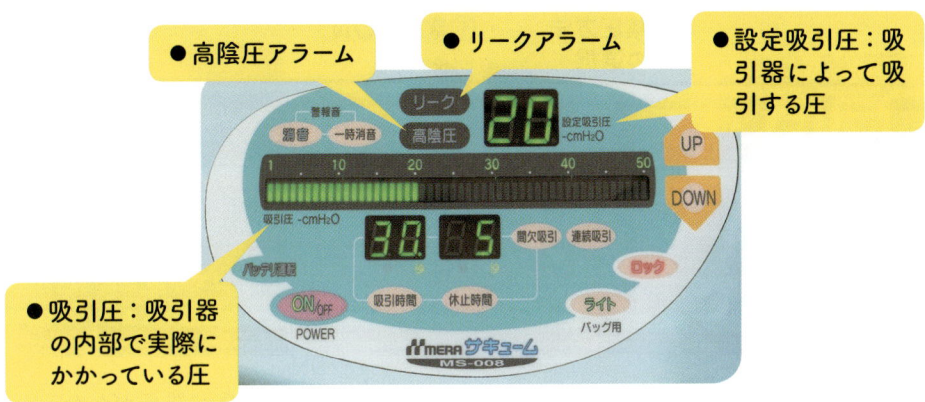

●高陰圧アラーム
●リークアラーム
●設定吸引圧：吸引器によって吸引する圧
●吸引圧：吸引器の内部で実際にかかっている圧

［画像提供：泉工医科工業］

①リークアラーム

- 設定吸引圧に対して，吸引圧が50％以下になったときに「リーク」表示灯が点灯して警告がなされ，10秒以上警告が持続すると，点滅と同時にアラームが鳴ります．
- リークアラームは，適切な設定吸引圧が維持されているかをモニターしています．
- リークアラームが鳴る原因は，ドレーン・チューブの外れや破損によるリーク，接続回路の接続不良によるリーク，吸引器内部のリークなどが考えられます．

②高陰圧アラーム

- 設定吸引圧に対して，吸引圧が－20cmH₂O以上の差を検知したときに「高陰圧」表示灯の点灯と同時にアラームが鳴ります．
- 高陰圧アラームは，胸腔内の陰圧が異常に高くなることをモニターしています．
- 高陰圧アラームが鳴るのは，患者さんの胸腔内の陰圧が，設定吸引圧よりもはるかに高くなる場合です．たとえば，設定吸引圧－10cmH₂Oに対し，胸腔内圧が－30cmH₂Oであれば，吸引圧は－20cmH₂Oとなり，高陰圧アラームが鳴ります．
- くしゃみ・咳などで瞬間的に胸腔内の陰圧が高まり高陰圧アラームが短時間鳴った場合は心配いりません．持続的に高陰圧アラームが鳴る場合はすぐに対応が必要です．
- 胸腔内圧が異常に高くなる原因には，肺の拡張不全が考えられますので，患者さんの呼吸や全身状態を観察し，すみやかに医師に報告します．
- 患者さんの胸腔内圧が正常であれば，吸引圧のセンサーの異常が考えられますので，吸引器の交換が必要です．

※各製品のアラームが鳴る基準は添付文書などで確認してください．

5）電源・充電の確認

- 電動式では電源が必要となります．電源がないと適切な吸引管理ができません．コンセントが接続されているか，もしくは充電が十分であるか，確認してください．
- 陰圧機器が適切に設定されているか確認し，機種によっては，設定した陰圧がかかっているか観察します．

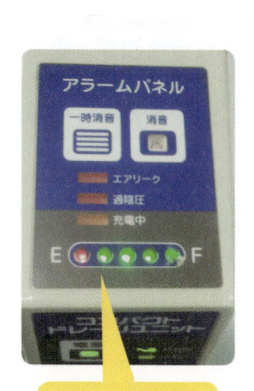

②陰圧方法の選択
①電源をON
充電の程度をチェック!!
③陰圧を設定
④開始!!
実際に陰圧がかかっているかチェック!!

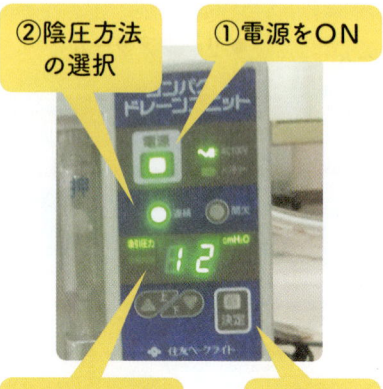

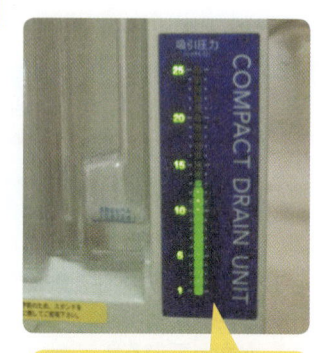

（コンパクトドレーンユニットの場合）

6）吸引器の設置・固定

- 排液が逆流したり，排液室・水封室・吸引圧制御室の液体が混ざったりしないよう，吸引器は立てて固定しておく必要があります．
- 水封室の水が排液室に流れ込むと，水封が維持できず，外気が逆流して逆行感染を引き起こすおそれがあります．
- 水封室に排液が混入した状態が確認されたら，排液バックの交換も検討します．

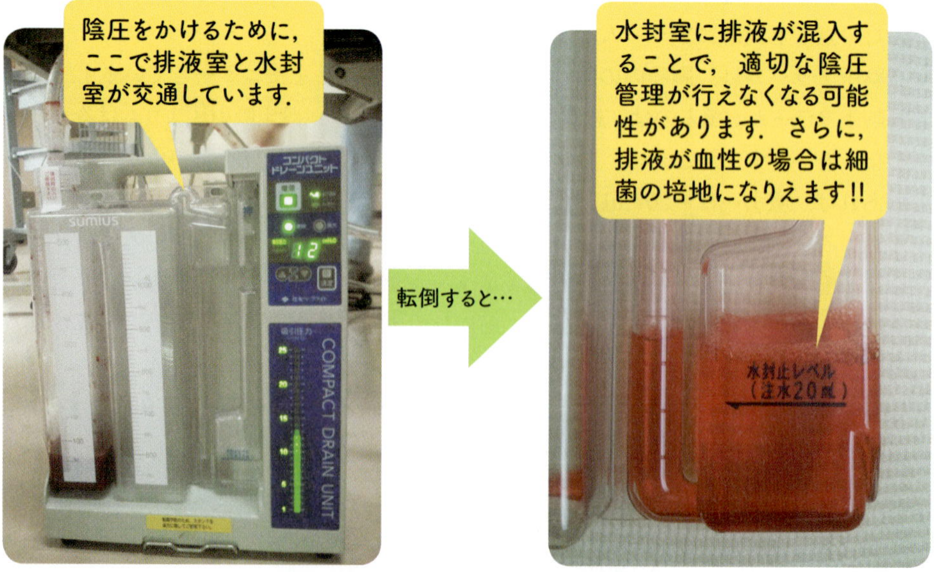

陰圧をかけるために，ここで排液室と水封室が交通しています．

転倒すると…

水封室に排液が混入することで，適切な陰圧管理が行えなくなる可能性があります．さらに，排液が血性の場合は細菌の培地になりえます!!

（コンパクトドレーンユニットの場合）

4 低圧持続吸引システムに共通のトラブルシューティング

●3章の部位別ドレーン管理の実際の中で，各ドレナージのトラブルシューティングについて記載しています．そちらも合わせて確認してください．

1）低圧持続吸引の排液バックが破損した!!

■ 状況・起こりうる事態
● 低圧持続吸引の排液バック（バルーン，リザーバー，バネなど）が破損すると，低圧が維持できなくなり，ドレーンからの持続吸引が行えなくなります．

■ 観察点
● どのような場所にどのような目的で挿入されているドレーンなのかによって観察点もさまざまです．ドレーン挿入の目的を知ったうえで，日常の管理をしていくことが，トラブル発生時の対応にもつながります．

■ 対応方法
● 早急に新しいものに交換します．

2）低圧持続吸引器のリークアラームが鳴った!!

■ 状況・起こりうる事態
● リークのアラームが鳴っているということは，接続外れ・空気漏れが生じている状況が考えられます．確実な持続吸引が実施できていない状況です．

■ 観察点
● 低圧持続吸引器がどのようなドレーンに用いられているかによって，観察点や緊急性も変わってきます．

■ 対応方法
● リーク部位を検索し，原因・状況に合わせて，ドレーン接続部の再接続や排液ボトル，吸引器の交換などを行います．
● 水封室がある排液ボトルを使用している場合は，水封室に気泡がないか確認します．気泡がなければ，ボトルと吸引器をつなぐチューブの接続不良，もしくは吸引器内部の異常が原因です．吸引器の異常であれば吸引器を交換します．水封室に気泡がある場合の対応は，91ページを参照してください．

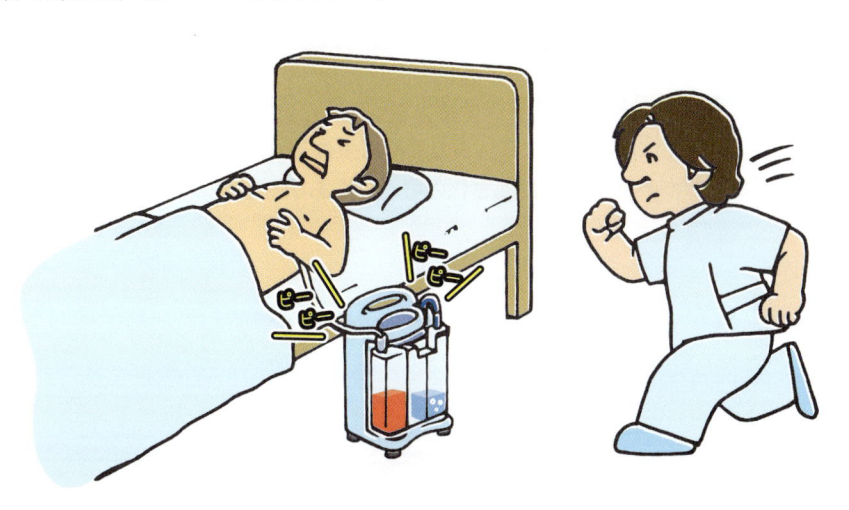

| Column | 陰圧創傷治癒システム（V.A.C.ATS® 治療システム） |

1. V.A.C.ATS® 治療システムの目的・適応

- 陰圧創傷治療システムであるV.A.C.ATS® 治療システムは，平成21年11月に承認された新しい医療機器です．
- 創傷に対し，持続的に管理された陰圧をかけることで創縁の引き寄せ（収縮），創傷の環境調整，浮腫の軽減，創周囲の血流の増加などの効果があるとされ，創の保護，肉芽形成の促進，滲出液と感染性老廃物の除去を図り，創傷治癒の促進を目的としています．
- 陰圧をかけ続けて滲出液などをドレナージするという点では，「低圧持続吸引システム」の一種ともいえます．
- 適応は，熱傷や外傷，また仙骨部褥瘡など，既存治療に奏功しない，または奏功しないと考えられる難治性創傷です．
- 一方で，創部の種類においては，臨床的な効果や有用性が十分に確立されていないものもあり注意が必要です．
- なお，V.A.C.ATS® 治療システムの使用については，事前にKCI株式会社が規定したトレーニングを受けたスタッフの使用が推奨されています．

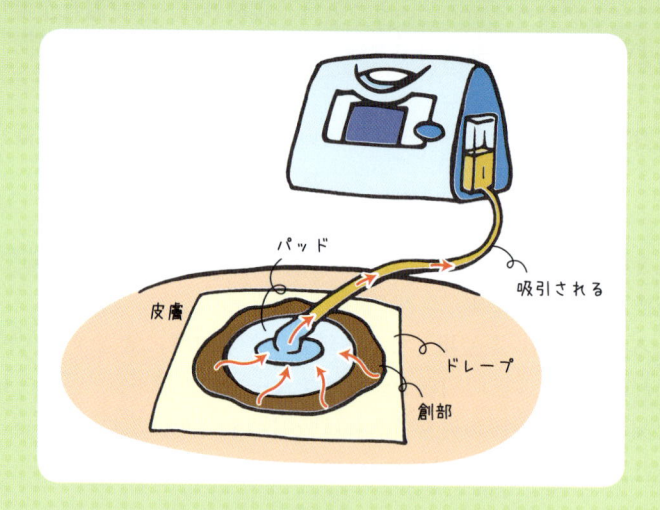

2. 注意点

- 抗凝固薬や血小板凝集抑制薬などの投薬をされている患者さん，または出血傾向にある患者さんへの使用時には出血に留意する必要があります．
- 創部に感染徴候がみられる場合は悪化の可能性もあり注意が必要です．

B 自然圧ドレナージシステム

- 本書では，体内と大気圧との圧の差や重力，サイフォンの原理，毛細管現象など，自然に生じる圧を用いた受動的ドレナージのことを自然圧ドレナージと表現しています．
- システムというのも大げさですが，前項の「低圧持続吸引システム」と対比させて，自然圧ドレナージシステムとよぶことにします．
- 自然圧ドレナージシステムは，大きく開放式と閉鎖式に分けられますので，それぞれについて解説していきたいと思います．
- なお，開放式ドレナージにオープントップ型パウチを貼り，半閉鎖式ドレナージとする方法もあります（8ページ参照）が，ここでは基本の開放式と閉鎖式をおさえておきましょう．

1 自然圧による開放式ドレナージシステム

1）物品とパーツの名称・役割

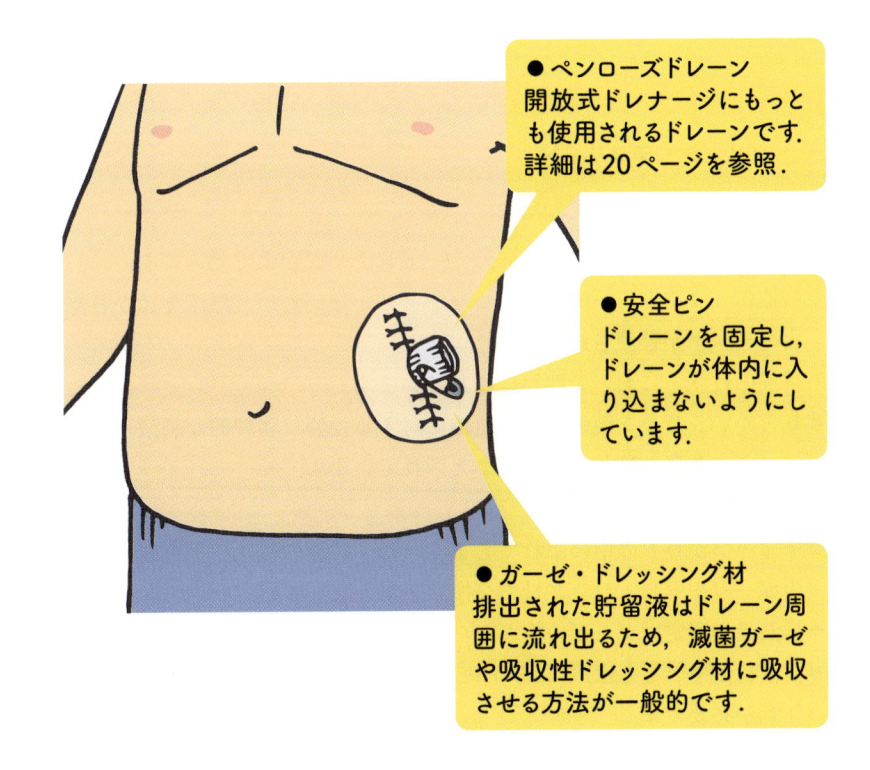

- ペンローズドレーン
開放式ドレナージにもっとも使用されるドレーンです．詳細は20ページを参照．

- 安全ピン
ドレーンを固定し，ドレーンが体内に入り込まないようにしています．

- ガーゼ・ドレッシング材
排出された貯留液はドレーン周囲に流れ出るため，滅菌ガーゼや吸収性ドレッシング材に吸収させる方法が一般的です．

2）目的と適応

- 開放式ドレナージは，体腔に挿入したドレーンの端を体外に約 3 〜 4cm 出たところで切り離した状態で留置・ドレナージする方法です．
- 情報的・治療的ドレナージを目的として使用されます．
- 適応には，術後の腹腔内ドレナージ，術後の皮下・筋層内ドレナージなどがあります．

3）原理

- 自然の圧の差や重力，サイフォンの原理（11 ページ）や毛細管現象（11 ページ）も活用して貯留液を排出します．

4）排液の廃棄方法

- 滅菌ガーゼや吸収性ドレッシング材に吸収させるため，汚染時に清潔操作にてガーゼやドレッシング材の交換を行います．
- 交換時には排液の性状を観察します．

> **ワンポイント**
> - 排液量の計測が必要な場合は，ガーゼ全体の重さを測り，そこからガーゼの重さを引いて算出します．

5）メリット・デメリット

①メリット

- チューブが短いため閉塞しにくく，ドレナージがよく効きます．
- 排液バックやドレーンが体につながっていないため，離床をはかりやすく，予定外抜去のリスクが軽減されます．
- 排液の性状・においの観察に優れています．
- 軟らかいシリコン製のため，組織に対する侵襲（物理的な刺激）が少なく，患者さんに与える苦痛や違和感が少ないとされています．

②デメリット

- チューブが寝衣の中に隠れてしまうため，排液の性状や量を確認するために 1 日数回のガーゼやドレッシング材の交換が必要となります．
- 排液量の測定はガーゼの重さから測るので，やや正確性に欠けます．
- 排液量が多いときは，ドレーン刺入部周囲が汚染され皮膚障害が生じやすくなるため，注意が必要です．
- 外界と直接交通し，逆流防止機能がないため，逆行性感染の危険性が高くなります．
- 軟らかくつぶれやすいため，漿液性の滲出液を排出するのには適していますが，粘稠な液体，血液の凝固や壊死組織などにより内腔がつぶれ詰まりやすいです．

2 自然圧による閉鎖式ドレナージシステム

1）物品とパーツの名称・役割

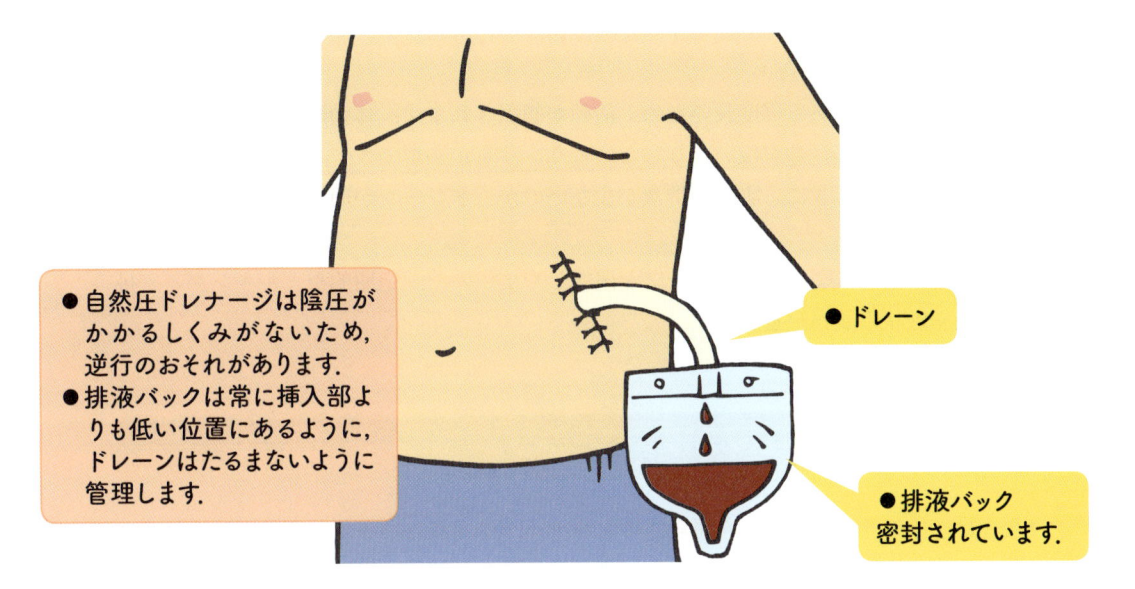

- 自然圧ドレナージは陰圧がかかるしくみがないため，逆行のおそれがあります．
- 排液バックは常に挿入部よりも低い位置にあるように，ドレーンはたるまないように管理します．

● ドレーン

● 排液バック
密封されています．

2）目的と適応

- 閉鎖式ドレナージは，体腔に挿入されたドレーンの先端を貯留用滅菌袋（排液バック）などにつなげて，ドレーンの内腔と外界の交通をなくし，排液も外気に触れないような状態でドレナージする方法です．
- 予防的・情報的・治療的ドレナージのすべての目的で用います．
- 適応には，術後の体腔内ドレナージ，胸腔ドレナージ（ハイムリッヒ弁），経皮経管胆道ドレナージ，経皮経管胆嚢ドレナージ，胃ドレナージ，イレウスチューブなどがあります．

3）原理

- 開放式と同様に，自然の圧の差や重力，サイフォンの原理（11ページ）や毛細管現象（11ページ）も活用して貯留液を排出します．

4）排液の廃棄方法

- 排液バックに貯留した排液は，排出口から廃棄します．その際は，標準予防策にて行います．排出口の位置はバックによって異なります．
- 必要に応じて，量の測定が正確に行えるメスシリンダーなどを用います．
- 逆行性感染を防ぐため，廃棄時に排液口の先端がメスシリンダーなどに触れないよう注意します．

65

5）メリット・デメリット

①メリット
- チューブ内腔と外界との交通がないため，逆行性感染の危険性が低くなります．
- 排液の採取が容易で，排液量が正確に測定できます．
- ドレナージ圧を調節しやすいです．

②デメリット
- チューブの長さがある程度長いため，活動が制限されます．体動時に引っぱられて抜けたり，患者さん自身が抜いたりしないよう，注意が必要です．
- 排液量が少ないときに，実際の排液が少ないのか，ドレーンが閉塞しているのかの判断が難しいです．
- 排液の量や性状によってはドレーンが閉塞しやすいので，定期的なミルキングと，排液の量や性状の観察が必要です．

3　開放式と閉鎖式の比較

- 現在は感染のリスクなどから閉鎖式のドレナージが主流となっています．しかし，排液が少なく早期に抜去できることが予測される場合（部位）では，開放式のドレナージが選択されることもあります．
- 両者のメリット・デメリットを理解しておきましょう．

自然圧ドレナージシステムにおける開放式と閉鎖式の比較

項目	開放式	閉鎖式
ルートの長さ	○ルートが短い	×ルートが長い
ドレーン閉塞	○閉塞をきたしにくい	×閉塞をきたしやすい
ドレナージ圧	×圧を調整できない	○多少圧を調整できる
排液の採取	×採取が困難	○採取が容易
排液量の測定	×測定が困難	○測定が容易
離床のしやすさ	○離床を進めやすい	△離床の際に注意が必要
逆行性感染	×逆行性感染を起こしやすい	○逆行性感染を起こしにくい
臭気・皮膚状態	△臭気，皮膚の浸軟やただれをきたすことがある	○臭気は感じず，皮膚は浸軟しにくい
自己抜去	○自己抜去されにくい	×自己抜去されやすい

C 胸腔ドレナージシステム

1 胸腔ドレナージシステムの物品とパーツの名称・役割

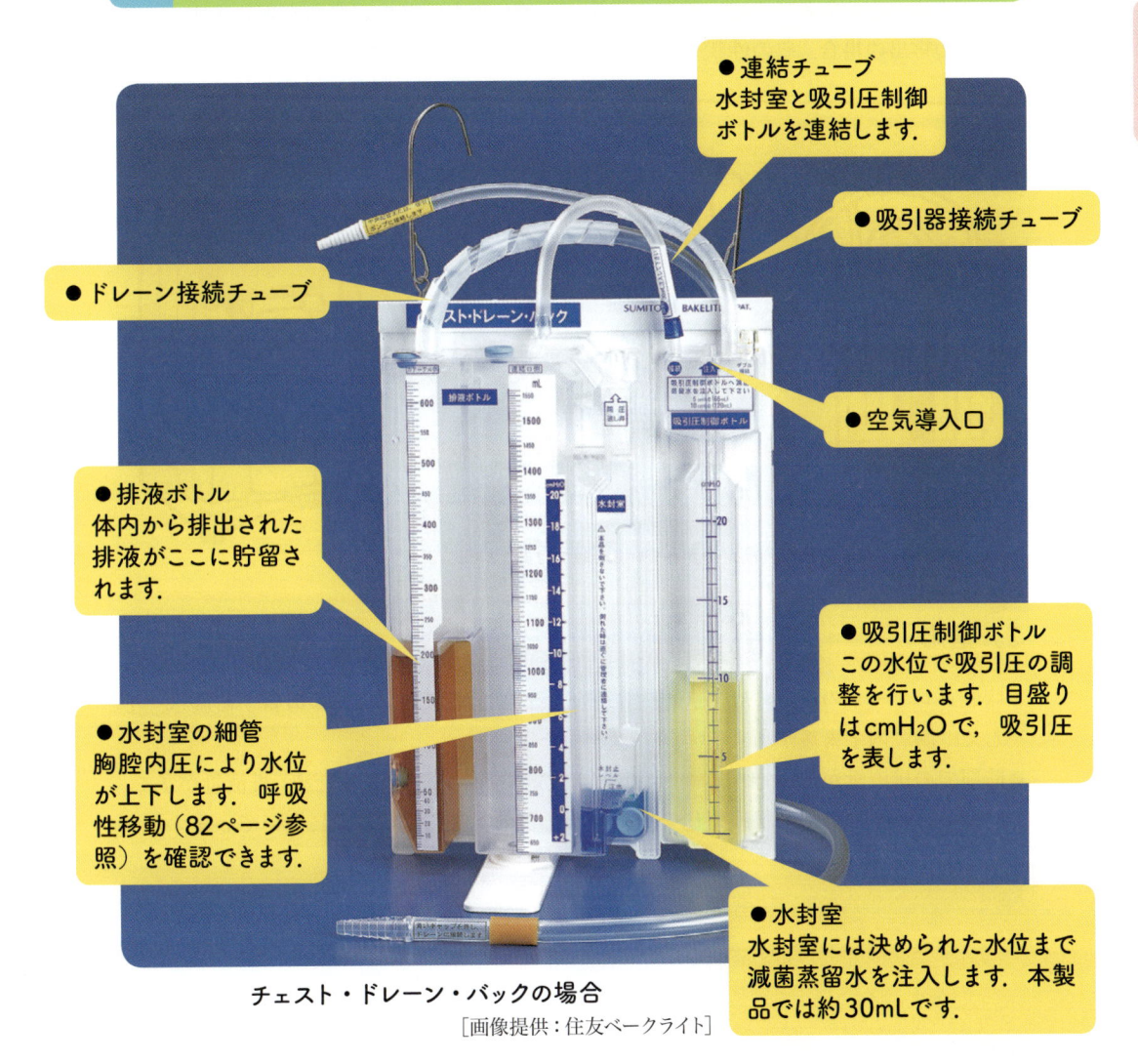

- **連結チューブ**
  水封室と吸引圧制御ボトルを連結します．
- **吸引器接続チューブ**
- **ドレーン接続チューブ**
- **空気導入口**
- **排液ボトル**
  体内から排出された排液がここに貯留されます．
- **水封室の細管**
  胸腔内圧により水位が上下します．呼吸性移動（82ページ参照）を確認できます．
- **吸引圧制御ボトル**
  この水位で吸引圧の調整を行います．目盛りは cmH_2O で，吸引圧を表します．
- **水封室**
  水封室には決められた水位まで滅菌蒸留水を注入します．本製品では約30mLです．

チェスト・ドレーン・バックの場合
［画像提供：住友ベークライト］

- 三連ボトルシステム（69ページ参照）です．全体で1つのディスポーザブル製品になっています．
- 水封室と吸引圧制御ボトルは，水を入れると視覚的にわかりやすいよう色が付くようになっています．
- 排液ボトルには色は付きません．写真の排液ボトルは，排液が血性のために赤くなっています．

2　胸腔ドレナージシステムの目的と適応

1）目的

- 胸腔ドレナージシステムは，胸腔内などにたまった気体や液体を排出するために用いられます．そうすることで，胸腔内圧を適正値に保ち，肺の再膨張を促します．
- 液体の排出の場合，その性状（血液，膿瘍，滲出液，濾出液など）や量を観察します．

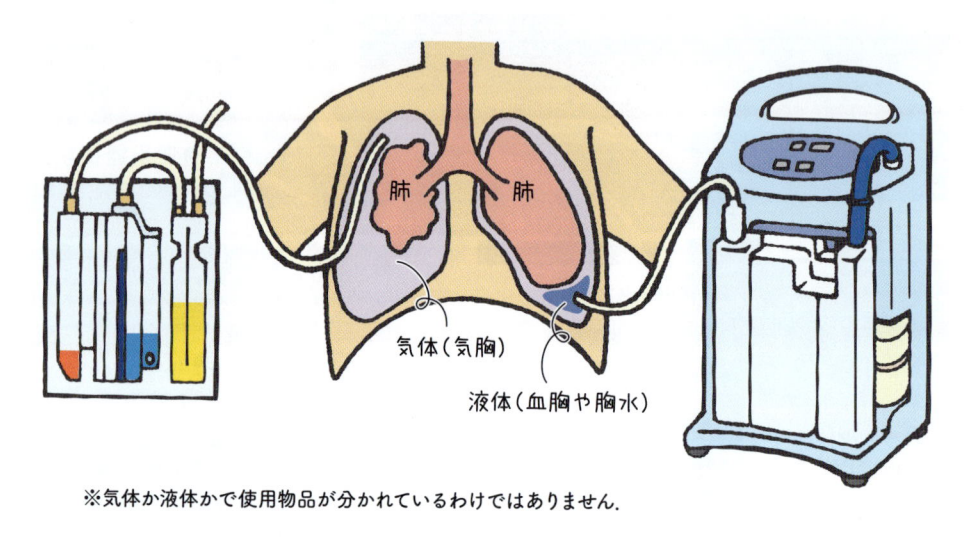

※気体か液体かで使用物品が分かれているわけではありません．

2）適応

- 胸腔ドレナージの適応には，胸腔内に空気が貯留する気胸，液体が貯留する胸水，そして，胸腔内手術後があります．
- 時間での排液量が確認でき，細かく圧力を設定することができるため，排液量が多く，時間での排液の確認や状態変化を把握する必要のある急性期管理に向いています．

3 胸腔ドレナージシステムの原理

- 胸腔ドレナージシステムは，通常，病室の壁吸引器や電動式低圧吸引器を用いて，陰圧をかけて使用します．
- 胸腔ドレナージシステムの基本となる構造は，三連ボトルシステムとよばれるものです．排液室，水封室，吸引圧制御室の3つの部屋からなり，胸腔ドレーン側のチューブは排液室につながり，吸引圧制御室と吸引器がチューブでつながります．
- 吸引器で陰圧をかけると，吸引圧制御室に陰圧がかかり，管を通して水封室に陰圧がかかり，さらに管を通して排液室に陰圧がかかり，最後に，ドレーンを通して胸腔に陰圧がかかります．この陰圧によって，胸腔内の液体や気体が排出されます．
- 胸腔から排出された液体は排液室にたまります．胸腔から脱気された気体は排液室から水封室に送られ，さらに吸引圧制御室へと送られ吸引器に吸引されます．
- 胸腔内圧は，呼気時は－2～－4cmH$_2$O，吸気時は－6～－7cmH$_2$Oといわれています．通常，吸引圧を－5～－15cmH$_2$Oに設定します．

三連ボトルシステム

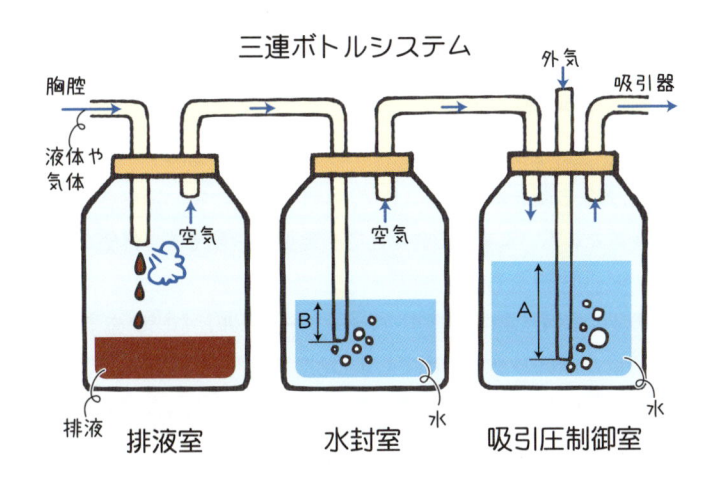

- 吸引圧制御室の真ん中の管の先端から液面までの水位Aが吸引圧になります．どれだけ機器による吸引圧を高くしても，AcmH$_2$Oを超える吸引圧はかからないようになっています（次ページのワンポイント参照）．
- 水封室の左の管の先端から水面までの水位Bを水封圧といいます．
- 吸引圧AcmH$_2$Oに対して，水封圧BcmH$_2$Oが抵抗力になるため，排液室と胸腔にかかる陰圧はA－BcmH$_2$Oになります．

> **ワンポイント**
>
> - 吸引圧が水位Aで一定になるのは,水位Aを超える吸引圧がかかると,超えた分だけ真ん中の管から外気を取り入れるためです.
> - たとえば右の図では,**水位が10cm**なので,吸引器を－30cmH₂Oにしても真ん中の管から－20cmH₂O分の外気を取り入れるため,**水封室へは－10cmH₂O**しかかかりません.また,吸引器を－5cmH₂Oにすると,水封室には－5cmH₂Oだけかかります.
> - 吸引圧の調整時は,真ん中の管から少量の気泡が断続的に出る程度に調整します.

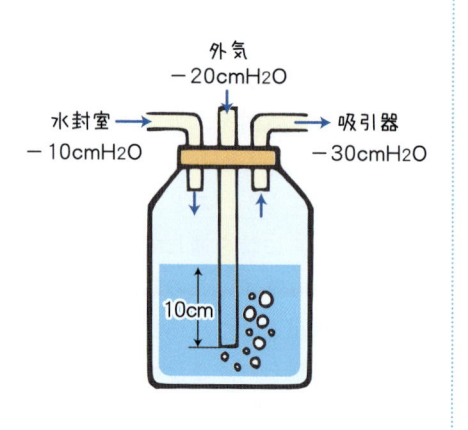

外気
－20cmH₂O

水封室 → －10cmH₂O

吸引器 －30cmH₂O

10cm

キーワード　水封室と水封

- **水封室は,胸腔と外気の間を水で遮ることで,外気が胸腔に吸い込まれないようにする「一方便」の役割を果たしています.これはとても重要な役割です.** 外気の逆流を防ぐことができるため,逆行性感染も防ぎます.
- 水で封をするので,**水封**とよばれます.**ウォーターシール**ともいいます.
- 水量が少なく,管が液面から上に出てしまうと,胸腔内へ空気が流入する危険性があります.必ず各製品の指示量を守ってください.また,水は蒸発しますので,水量は定期的な確認が必要です.
- 胸腔内の陰圧が,水封室の液面より上の管の長さを超える圧にならない限り,水封室の水が逆流することはありません.
- 胸腔ドレナージシステムは,通常は吸引圧をかけて使用されますが,「はじめは水封のみで経過をみて,吸引が必要な場合に低圧持続吸引を行う」「急性期は低圧持続吸引を行い,患者さんの状態が改善してきたら吸引を止めて水封のみとして,ドレーン抜去ができるか様子をみる」などの使い方もされます.
- 吸引圧をかけない場合,胸腔のドレーン留置部と排液バックの高低差で排液をドレナージすることになります.また,脱気については,水封圧を超える胸腔内圧になった場合に脱気されます.たとえば,水封圧が2cmH₂Oの場合,胸腔内圧が＋2cmH₂Oを超えると胸腔内の気体が排出されます.

4 胸腔ドレナージシステムの使用方法

1）圧の設定方法

- 吸引圧制御ボトルには，設定したい吸引圧の水位になるまで滅菌蒸留水を注水します．本製品で必要な注水量は，おおよそ右のようになります．

> **ワンポイント**
> - 胸腔ドレナージにシステムに用いる水は，滅菌蒸留水が推奨されています．
> - 水道水は逆行性感染のリスクとなります．
> - 生理食塩水は不純物が含まれているため，細菌が繁殖する可能性が高くなります．また，蒸発しやすいことも考えられます．

吸引圧	注水量の目安
$-5cmH_2O$	65 mL
$-10cmH_2O$	120 mL
$-15cmH_2O$	165 mL
$-20cmH_2O$	220 mL

［添付文書より引用］

2）ドレナージ開始手順

1. 水封室に滅菌蒸留水を決められた水位まで注入して水封します（本製品では約30mL注水）．
2. 吸引圧制御ボトルへ，設定したい吸引圧になるまで目盛りを確認しながら注水します．
3. 連結チューブで水封室と吸引圧制御ボトルを連結し，吸引器接続チューブと吸引器を接続します．
4. ドレーンに接続する前に，システム内にエアリークがないか，閉鎖性が保たれているか確認します．
   - まず，吸引圧を十分にかけ，水封室に気泡が出ることを確認します．
   - 次に，ドレーン接続チューブをチューブ鉗子などでクランプし，吸引圧をかけ続け，水封室内の気泡がなくなり，吸引圧制御ボトル内に気泡が発生することを確認します．断続的に出る程度に機器の吸引圧を調整します．
   - 上記のようにならない場合は，接続の不具合，閉じるべき差込口のキャップが開いている，吸引器の不良などが考えられます．
5. ドレーン接続チューブを胸腔ドレーンにつないで，患者側からクランプを解除していき，胸腔ドレナージを開始します．

3）排液の廃棄方法

- バックを新しいものに交換し，交換したものは排液ごと廃棄します．

D 脳室ドレナージシステム

- 脳室ドレナージ（external ventricular drainage：EVD）システムとは，物理的な陰圧をかけることなく，頭蓋内圧と大気圧との圧の差を用いて脳室内の髄液をドレナージ（排出）するシステムです．
- 自然圧ドレナージの一種ではありますが，特別な物品を用い，注意すべき点も特殊であるため，1つのシステムとしておさえておく必要があります．

1 脳室ドレナージシステムの物品とパーツの名称・役割

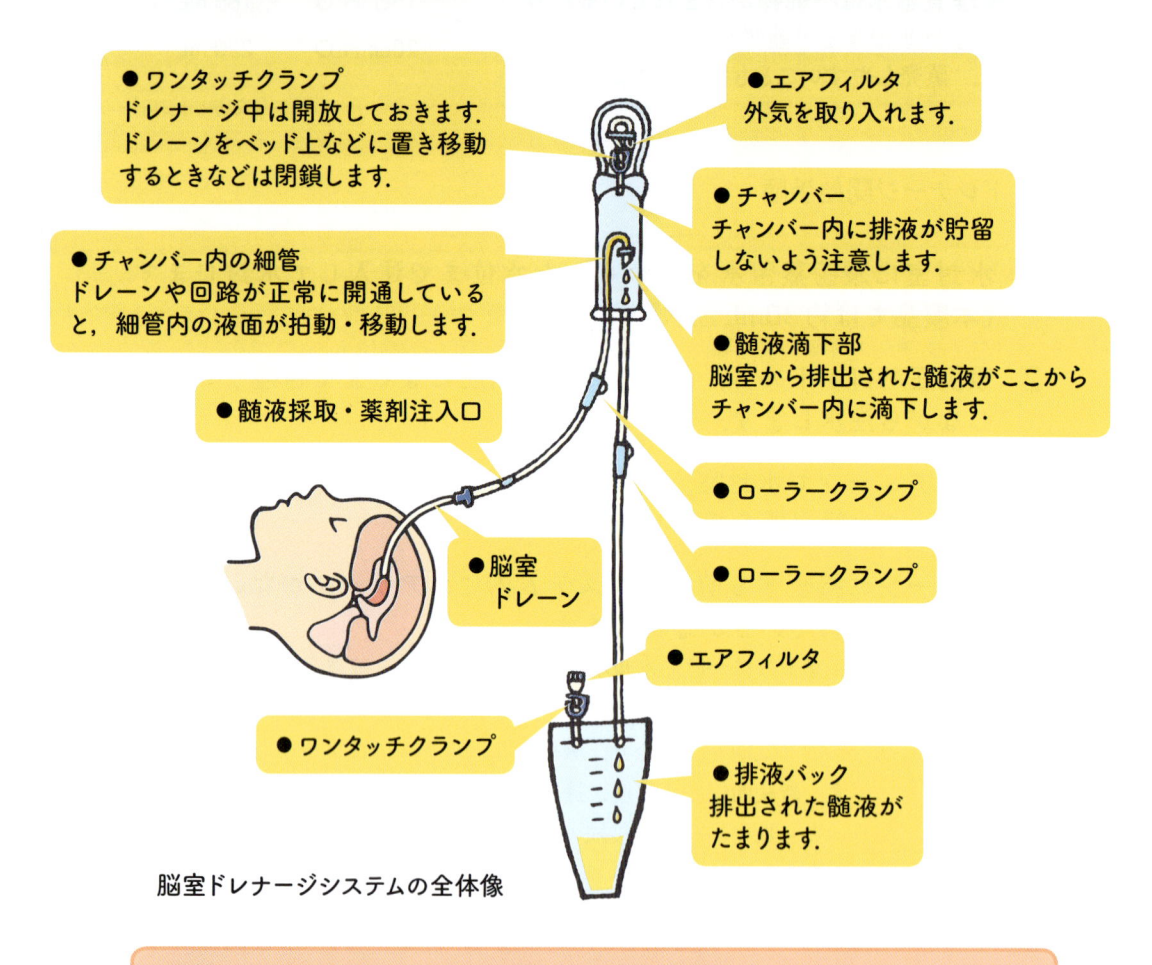

- ワンタッチクランプ
  ドレナージ中は開放しておきます．ドレーンをベッド上などに置き移動するときなどは閉鎖します．

- エアフィルタ
  外気を取り入れます．

- チャンバー内の細管
  ドレーンや回路が正常に開通していると，細管内の液面が拍動・移動します．

- チャンバー
  チャンバー内に排液が貯留しないよう注意します．

- 髄液採取・薬剤注入口

- 髄液滴下部
  脳室から排出された髄液がここからチャンバー内に滴下します．

- 脳室ドレーン

- ローラークランプ

- ローラークランプ

- エアフィルタ

- ワンタッチクランプ

- 排液バック
  排出された髄液がたまります．

脳室ドレナージシステムの全体像

- 脳室ドレナージシステムは，専用のチャンバーと排液バックを用い，チャンバーに排液バックと脳室ドレーンを接続して使用します．
- このシステムの特徴は，チャンバーや排液バックのエアフィルタによりドレナージ回路と大気が交通しているため，圧設定のできる開放式回路になっていることです．
- エアフィルタは細菌などを完全に防ぐものではないため，髄液の逆流による逆行性感染に注意が必要です．

2 脳室ドレナージシステムの目的と適応

- 脳室ドレーンは以下の目的として側脳室から第3脳室付近に挿入されます．

> **脳室ドレナージの目的**
> ① くも膜下出血，脳室内出血，脳内出血の脳室穿破，脳腫瘍に伴う急性水頭症の髄液排出
> ② 頭蓋内圧測定
> ③ 術後の水頭症予防，モニタリング
> ④ 薬液・人工髄液の注入　　　　　　　　　　など

- 脳室ドレナージの適応は，これらの目的に該当する，急性水頭症，くも膜下出血，および，くも膜下出血術後，脳室内出血，脳内出血脳室穿破などになります．

3 脳室ドレナージシステムの原理

- 脳室ドレナージは，頭蓋内圧を利用して排液を行う自然圧ドレナージです．開放式回路のため圧が設定できます．設定圧よりも頭蓋内圧が高くなると排液が行われます．
- 圧の設定は，患者さんの状態に合わせて，医師の指示により，看護師が調整を行います．外耳孔の高さを0点（基準点）とし，0点からチャンバー内の髄液滴下部までの高さが設定圧となります（圧のくわしい設定方法は112ページ参照）．
- 頭蓋内圧の基準値は6〜20cmH₂Oのため，通常，初期設定圧は15〜20cmH₂Oに設定します．その後は，排液量に合わせて設定圧の変更を行い，1日の排液量を200〜300mL程度にコントロールします．

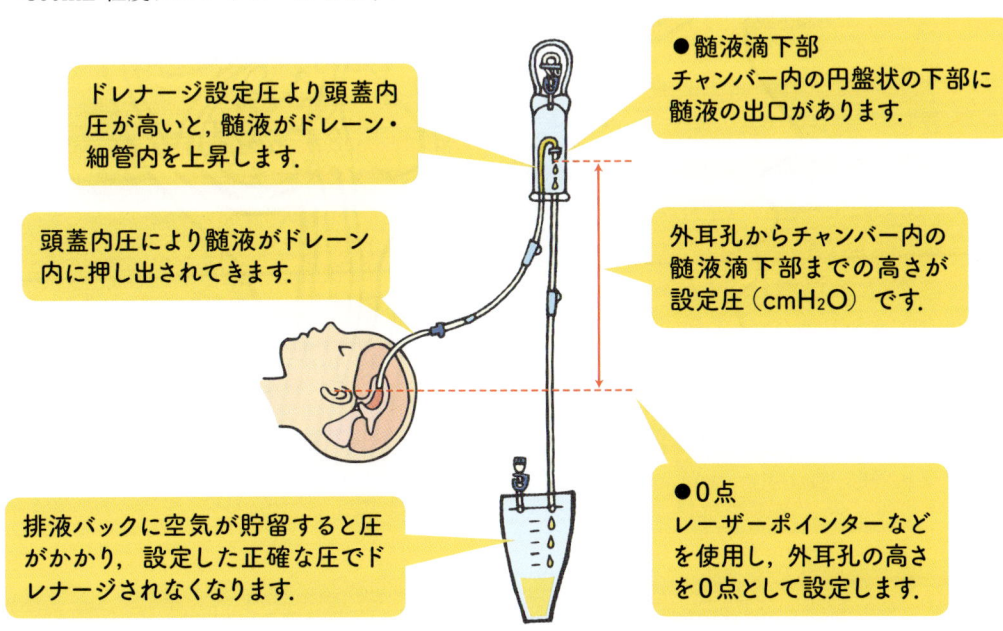

ドレナージ設定圧より頭蓋内圧が高いと，髄液がドレーン・細管内を上昇します．

頭蓋内圧により髄液がドレーン内に押し出されてきます．

排液バックに空気が貯留すると圧がかかり，設定した正確な圧でドレナージされなくなります．

● 髄液滴下部
チャンバー内の円盤状の下部に髄液の出口があります．

外耳孔からチャンバー内の髄液滴下部までの高さが設定圧（cmH₂O）です．

● 0点
レーザーポインターなどを使用し，外耳孔の高さを0点として設定します．

| キーワード | 脳室，髄液とドレナージ |

- 脳室とは左右の大脳内部にあり，左右対称にある空間で無色透明の髄液で満たされています．髄液は1日に約450mL程度産生されます．髄液量は成人で約150mL，小児で約100mL程度なので，1日に3回程度入れ替わっていることになります．
- 髄液は側脳室や第3脳室，第4脳室にある脈絡叢で約70%が産生されます．
- 髄液の流れは，側脳室→モンロー孔→第3脳室→中脳水道→第4脳室→ルシュカ孔・マジャンディー孔→くも膜下腔へと流れ，上矢状静脈洞のくも膜下顆粒から吸収されます．髄液の少量は脊髄を流れ，脊髄をとりまく静脈叢から吸収されます．
- なんらかの原因で髄液の循環が障害されると，脳室内に髄液がたまり，脳室が拡大します．すると，閉鎖空間である頭蓋内の圧が上昇し，頭蓋内圧亢進症状が出現します．また，脳室内出血などによっても同様の現象が起きます．
- そのため，脳室内に過度にたまった髄液や血液を排出するためや，脳外科手術後に過度な髄液や血液の貯留を予防するため，頭蓋内圧のモニタリングや管理のため，脳室や腰椎のくも膜下腔にドレーンを挿入し，管理します．

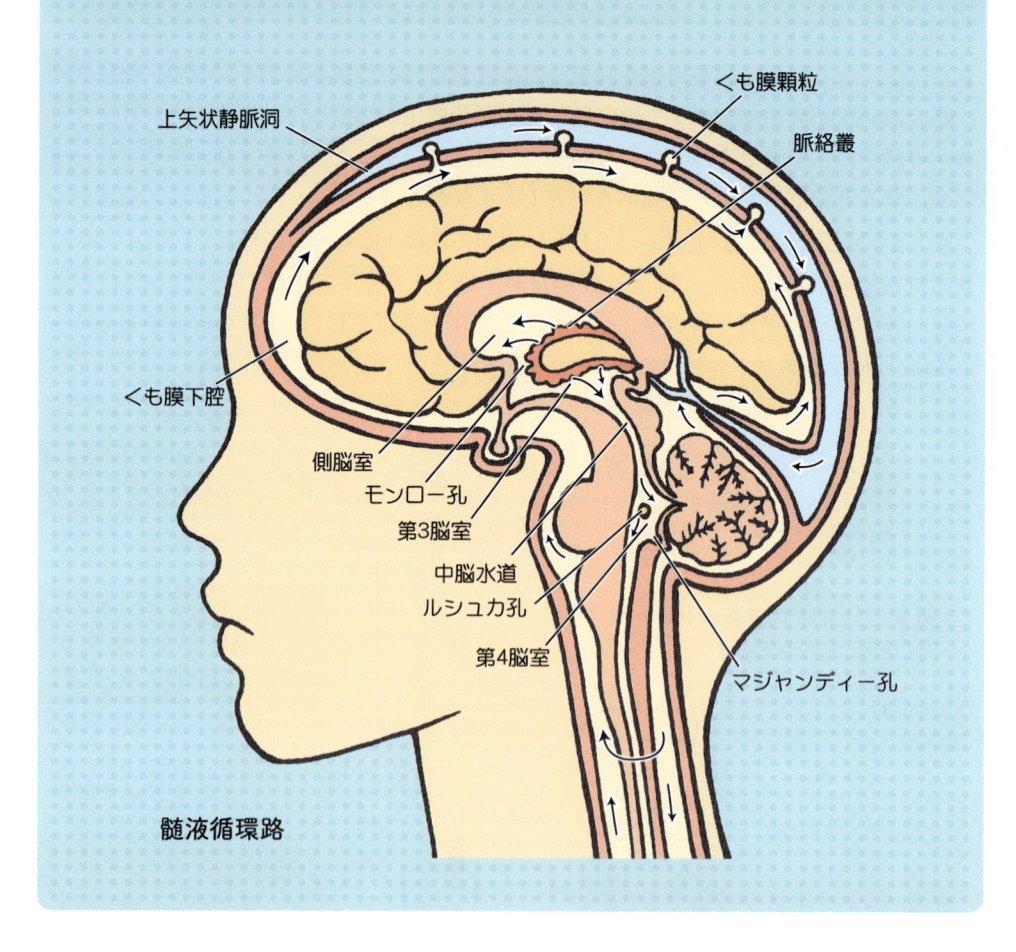

髄液循環路

4 脳室ドレナージシステムの排液の廃棄方法

- 脳室ドレナージの排液の廃棄方法は，排液バッグごと交換します．
- 排液バッグ交換時は，①患者側のローラークランプ，②排液バッグ側のローラークランプ，③排液バッグ部のワンタッチクランプ，④チャンバー部のワンタッチクランプ，の順で閉鎖し，回路から排液バッグを外します．この際，回路の先端および新たに接続する排液バッグの接続部を汚染しないよう，清潔操作を徹底します．回路先端と排液バッグの接続部は，ポビドンヨードなど施設の基準に沿った消毒薬で消毒します．
- 排液バッグ接続後は，閉鎖した各クランプを閉鎖したときと逆の順序（④→③→②→①の順）で開放し，回路のすべてが開通していることを確認します．

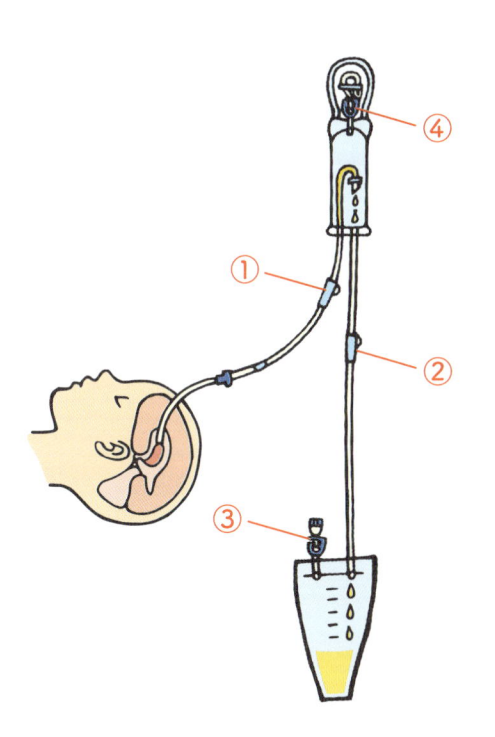

> **ワンポイント**
> - 排液バッグが過度に貯留すると，排液の停滞や逆流を引き起こしますので，その前に排液を廃棄します（廃棄の頻度は患者さんの状態により異なります）．

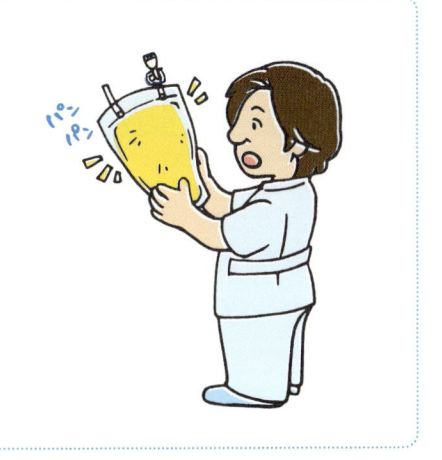

第3章 部位別のドレーン管理の実際

部位別に"看るべきところ"をおさえよう

- 最後は実践編です．目の前のドレーンが留置された患者さんに対して，どのような管理・観察を行うかをみていきたいと思います．
- ドレーン留置患者さんを受け持ったら，その留置部位と使用されるドレナージシステムに応じた管理・観察が必要になります．
- そういうと，「やっぱりドレーン管理はむずかしい」と思われるかもしれませんが，そんなことはありません．基本的には1章で学んだ基礎知識と，2章で学んだシステムごとの使用方法を組み合わせれば，ほぼ対応することができると思います．
- あとは，ほんのちょっと，看護のコツとして，部位別に管理上の注意点や観察すべき点，つまり"看るべきところ"をおさえておけばよいのです．

基本の部位でドレーン管理をマスターしよう

- 本書では，臨床でよく遭遇するドレナージとして，以下の9つを取り上げています．
    - A．胸腔ドレナージ
    - B．心嚢ドレナージ
    - C．脳室ドレナージ
    - D．脳槽ドレナージ
    - E．スパイナルドレナージ
    - F．腹腔ドレナージ
    - G．胆道ドレナージ
    - H．胃ドレナージ
    - I．整形外科手術後ドレナージ
- もっと細かく部位を分けて取り上げることもできますが，実際に行うドレーン管理に大きな差はありません．これら基本の部位のドレーン管理をマスターしておけば，ほとんどのドレーン留置患者さんに，自信をもって看護を提供できるようになります．それでは，順にみていきましょう．

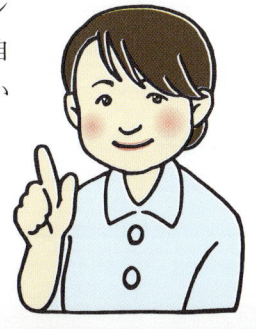

A 胸腔ドレナージ

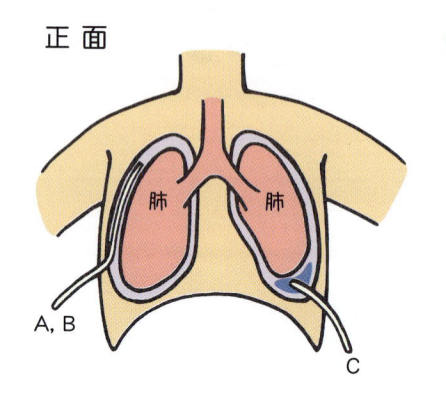

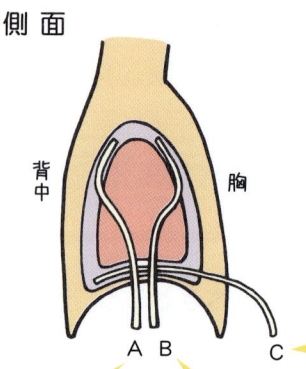

正面　側面

肺　肺
A, B　　　C
背中　胸
A B　　C

膿胸などの特殊な症例では，肺底部に向かって挿入されることもあります(C)．

胸腔内は閉鎖空間であるため，基本的には背側に挿入します(A)．

- 気胸の場合は，空気が胸腔の上部（胸側）に貯留するため，鎖骨中線上の第2～3肋間から肺尖部（B）に挿入します．
- 胸水や膿胸などの場合は，液体が重力によって下部（背側）に貯留するため，前～中腋窩線上の第6～8肋間から背側（A）や肺底部（C）に挿入します．
- 肺切除後に肺からの空気の漏れ（気漏）を認める場合，もしくは気漏が予測される場合には，背側のドレーン（A）で液体成分をドレナージし，胸側のドレーン（B）で気体成分をドレナージすることもあります．

- 胸腔とは，骨性胸郭，筋性胸郭，横隔膜から成り立つ胸郭の内腔を示します．胸腔ドレナージは，通常，胸腔の中の一部である，肺を覆う胸膜（臓側胸膜）と，胸骨・肋骨・胸椎・横隔膜側の胸膜（壁側胸膜）で囲まれた腔，すなわち，胸膜腔にドレーンを留置します．
- 通常，胸腔ドレーンと胸腔ドレナージシステムを接続しますが，気胸の場合でアスピレーションキットを使用の場合は，一方向にしか流れない逆流防止弁が付いているため，胸腔ドレナージシステムと接続しない場合があります．

看るべきところ

- 電動式の場合，吸引器のコンセントが接続されているか，設定圧は正しいか，アラームが消音になっていないか
- 水封室の呼吸性移動が確認できるか
- 水封室の気泡の有無：排液目的であればエアリークがないか，脱気目的であれば適切に排気されているか
- ドレーン・チューブが屈曲・閉塞していないか
- ドレーンの固定位置（ドレーンの挿入の深さ）が変わっていないか
- ドレーンの固定テープが剥がれていないか
- ドレーン固定部に皮膚障害はないか
- ドレーン刺入部に感染徴候はないか
- ドレーン刺入部の汚染はないか
- 排液の性状に変化はないか
- 排液の量が急増していないか

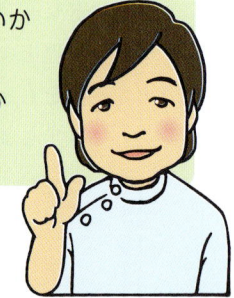

1　胸腔ドレナージの目的と適応

- 胸腔に貯留した気体や液体（血液，膿瘍，滲出液，漏出液，乳び液など）を，ドレーンを用いて体外へ排出させ，胸腔内圧を正常に保ちながら肺の拡張を促すことが目的です．気体を排出することを脱気といいます．
- とくに術後では，出血の観察をしながら虚脱した肺の再拡張を図っています．
- ①胸腔内操作を伴う術後，②気胸，③血胸，胸水，膿胸，④胸膜炎，心不全などが適応になります．

①胸腔内操作を伴う術後
- 主に肺，食道の手術などの開胸術後であり，開胸によって虚脱した肺の再膨張を促し，術後出血，肺からの空気の漏れ，リンパ液などの漏出の観察のために行われます．

②気胸
- 気胸の場合，胸腔内の脱気を行います．気胸にはさまざまな種類があります（下のコラム参照）．

③血胸，胸水，膿胸
- 胸腔内の液体貯留の場合，その液体（血液，膿瘍，滲出液，濾出液など）を排出し，排液の性状や量の観察を行います．
- 胸水は，胸腔内に貯留した液体を意味します．胸水の性状によって漏出性胸水と滲出性胸水とに分けられます．
- 血液が貯留した場合を血胸，膿が貯留した場合を膿胸といいます．

④胸膜炎，心不全
- 肺炎や肺結核，肺がんなどの炎症刺激により炎症が胸膜に及んだ際に，胸水が貯留します．そして，細菌が胸膜の中に入ると膿胸となるためドレナージが必要となります．
- また，心不全では，肺の血液がうっ滞することによって，肺の静水圧が上昇し，漏出性胸水を生じます．

Column　気胸の種類

①自然気胸（突発性気胸）：主として若年健康者に突然起こる，肺胞から空気が漏れる現象をいい，胸膜下の気腫性嚢胞（ブラ）の破裂によるものが多くみられます．
②続発性気胸：肺内にある結核，あるいは肺線維症などによって起こります．
③外傷性気胸：外傷により胸腔内に穴が開いて生じます．
④緊張性気胸：吸気時のみに胸腔内に空気が流入し，呼気時は穿孔部が閉鎖される状態になると，胸腔内圧が高まっていきます．胸腔内臓器が圧迫されて循環障害を起こします．これはとくに緊急を要します．
⑤医原性気胸：鎖骨下静脈から中心静脈カテーテルを挿入するときに，肺尖部を誤って穿刺した場合に起こります．また，腹部の手術で横隔膜付近の操作を伴うときにも生じることがあります．

2　胸腔ドレナージの管理・観察のポイント

1）胸腔ドレナージの特徴と圧の設定

- 胸腔ドレナージがほかの部位のドレナージと大きく異なる点は，胸腔内が陰圧であり，閉鎖された内腔であるということです．そのため，胸腔ドレナージの管理では，胸腔内圧よりも高い吸引圧を維持することが重要になります．
- 正常な胸腔内圧は，呼気時は $-2 \sim -4 \mathrm{cmH_2O}$，吸気時は $-6 \sim -7 \mathrm{cmH_2O}$ といわれています．吸引圧は通常 $-5 \sim -15 \mathrm{cmH_2O}$ に設定します．

2）ドレーンの接続，屈曲・閉塞の確認

- 吸引圧を維持し有効なドレナージを行うためには，ドレーンの接続部に外れや空気が通る隙間がないこと，ドレーンに屈曲・閉塞が生じていないことが重要です．
- ドレーンとチューブの接続部に外れや隙間が生じないよう，タイガン（29ページ）を使用して接続部をしっかり固定します．刺入部からの空気の出入りに対して，ドレーピング（ドレープで覆うこと）を行うこともあります．
- ドレーン・チューブと胸腔ドレナージシステムの接続部が，しっかり接続されていることを確認します．
- ドレーンの屈曲や閉塞は，患者さんの体の下に入り込んだり，ベッド柵やベッドとマットレスの間に挟まったりすることで生じやすくなります．
- 血栓などの物理的な閉塞も生じることがありますので，ドレーン・チューブ全体の観察も必要です．

> **ワンポイント**
>
> - 胸腔ドレナージシステムがメラサキューム（56ページ参照）の場合，アクアシールのポートに接続されたチューブのツメがツバにかかっていると，患者さんの体動とチューブのコシやねじれにより，チューブが外れるおそれがあります．そのため，ツメがツバにかかっていないことを確認しなければなりません．

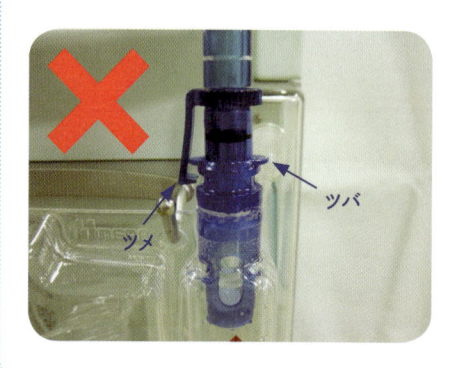

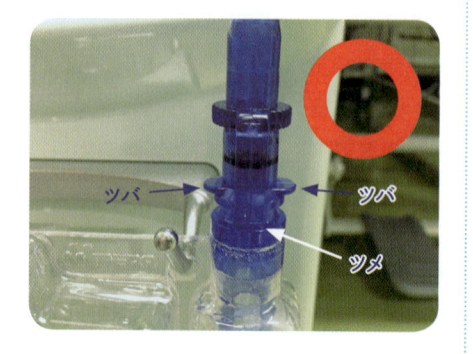

3）ドレーン・チューブの管理

- ドレーン・チューブが，体動時にベッド柵やキャスターに引っかからないような位置にあるか注意します．
- ドレーン・チューブがドレーン挿入部より高い位置にあると，排液が貯留して有効なドレナージが行われないばかりか，排液の逆流を招いて逆行性の感染を引き起こすリスクにもなります．そのため，ドレーン・チューブはドレーン挿入部より低い位置を走行させ，ドレーンをたるませずに排液バックへ向かうようにすることが必要です．
- ドレーン・チューブがたるんでU字に垂れ下がり，チューブ内に排液の"たまり"が生じると，水封圧がかかって吸引圧が低下し，適切な吸引圧が維持できず，有効なドレナージが行えません（下のコラム参照）．

Column　ドレーン内の排液貯留による吸引圧の変化

- ドレーンがU字に垂れ下がり，ドレーン内に排液が貯留すると，下の図のように水封（ウォーターシール，70ページ参照）と同様の効果が生まれ，吸引圧が低下します．時として陽圧になることもあります．
- 排液が貯留した分，胸腔内圧が高くならなければ排液が排出されないため，排液のうっ滞や，皮下気腫の出現につながることもあります．
- 設定した陰圧を維持するためには，ドレーンがU字に垂れ下がらないこと，排液が貯留しないようにすることが大切です．

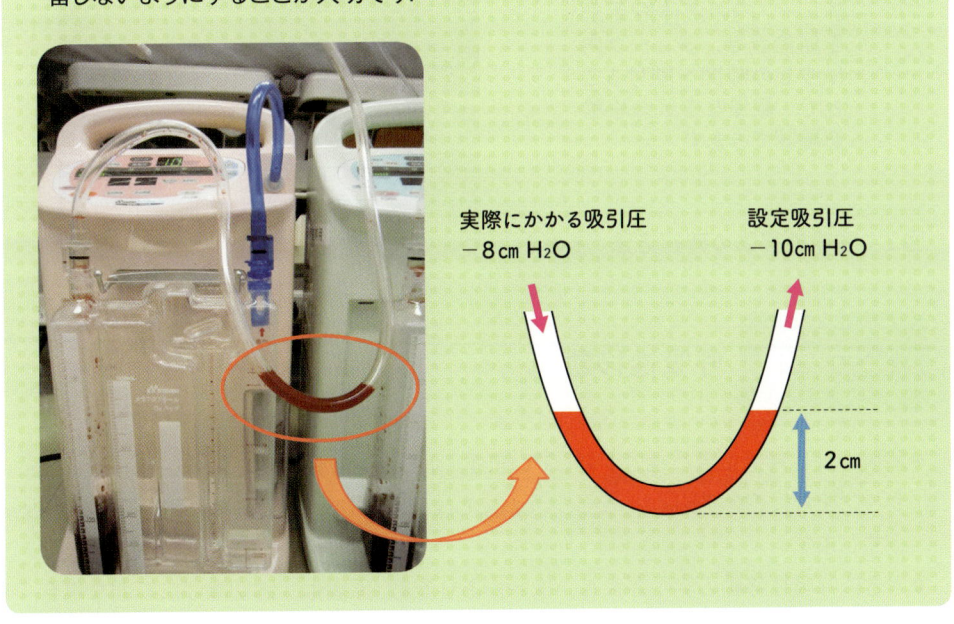

実際にかかる吸引圧　−8 cm H$_2$O
設定吸引圧　−10 cm H$_2$O
2 cm

4）ドレーンの閉塞の有無の確認──呼吸性移動をみる

- ドレーンの閉塞の有無は，胸腔ドレナージシステムの水封室の液面の呼吸性移動（呼吸に合わせた液面の上下の移動）で確認します（図1）．呼吸性移動がみられない場合，ドレーンが閉塞しているおそれがあります．
- 胸腔内圧の変動が少ない場合（肺の拡張が正常な場合）には，ドレーンを屈曲させたり（図2），吸引を止めて水封にしたりしないと呼吸性移動が確認できない場合があります．
- 呼吸性移動の消失の原因には，ドレーンの閉塞以外に，「肺の拡張が正常な場合」「ドレーンの吸引圧が高すぎる場合」も考えられます（次ページのコラム参照）．
- 気胸などの脱気目的の場合は，水封室の気泡の有無も確認します．くわしくは84ページで解説します．

自発呼吸の患者さんでは，吸気時に水封室の液面は上昇し，呼気時に水封室の液面は低下します．人工呼吸管理中の患者さんでは，液面の動きが反対になります．

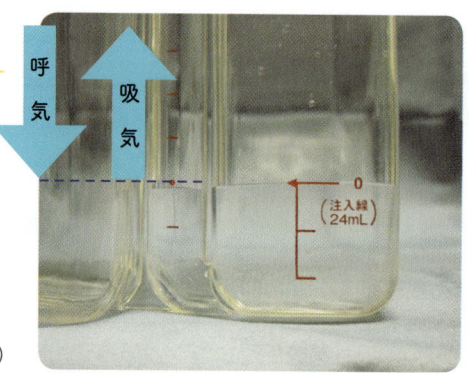

図1　呼吸性移動の確認方法（その1）

チューブ内の液体貯留部を屈曲させ，チューブ内に少しの隙間を開けることで，微量な空気の移動を確認できます．

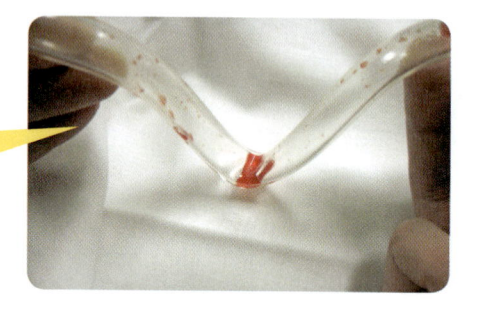

図2　呼吸性移動の確認方法（その2）

キーワード　呼吸性移動

- 胸腔内圧は呼吸に合わせて変動しています．ドレーンが胸腔内で開通していると，ドレーンを介して胸腔ドレナージシステムにも圧の変化が伝わり，水封室の液面の移動が生じます．
- ときに呼吸性移動の変化が大きい場合があります．原因は，肺切除が広範囲な場合，肺切除後の残存肺に気腫性変化が強い場合（再拡張が困難な場合）などが考えられます（くわしくは次ページのコラム参照）．

| Column | 呼吸性移動にくわしくなる |

- もう少しくわしく，呼吸性移動のしくみを考えてみましょう．
- 患者さん自身による自発呼吸では，吸気時には横隔膜が収縮して（下がって）胸郭の拡張とともに胸腔の容積が大きくなるため，胸腔内の陰圧が高まり，水封室の液面は引っぱられて上昇します．逆に，呼気時には横隔膜が弛緩して（上がって）胸腔内の容積が小さくなるため，胸腔内の陰圧は低まり，水封室の液面は低下します．実際に吸引圧よりも胸腔内の陰圧のほうが高い場合に，水封室の液面は胸腔側に引っぱられて上昇します．吸引圧のほうが高い場合，液面は吸引器側に引っぱられて低い位置に戻ります．

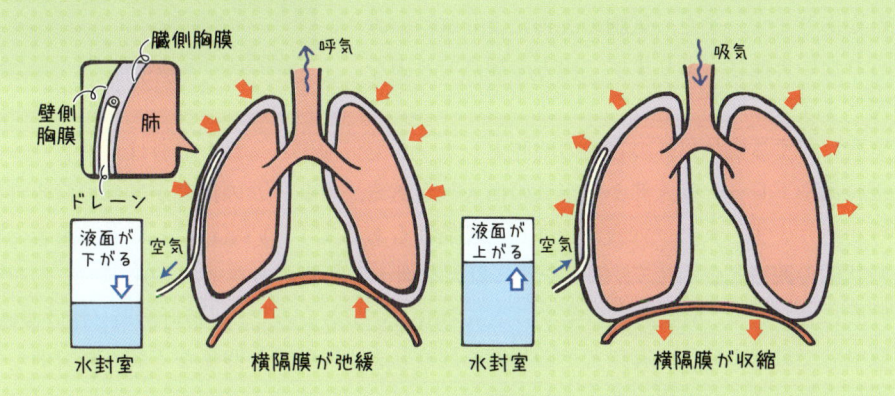

- 一方，人工呼吸管理中の患者さんでは，吸気時には人工呼吸器によって肺内に陽圧で空気が送られて肺が拡張しているため，胸腔内も肺に押される形で陰圧は低まります．逆に呼気は人工呼吸器からの陽圧が解除されて肺が元の大きさに戻る（しぼむ）ため，胸腔内の陰圧が高まります．つまり，液面の動きが自発呼吸とは反対になります．
- 次に，呼吸性移動の大きさについて考えてみましょう．

【呼吸性移動が小さい，または消失したとき】
- 呼吸性移動が突然消失した場合は，まず，ドレーンの閉塞を疑いますが，肺が膨張しても呼吸性移動が小さくなったり，みられなくなったりします．これは，肺が完全膨張してくると，ドレーンの挿入されている胸膜腔のスペースが狭くなり，肺がドレーンの孔を塞ぐためです．また，吸引圧が高すぎる場合にも呼吸性移動が小さい，または消失がみられます．
- 肺切除の範囲が小さい場合は，残存する肺が再膨張して胸腔内を満たすため，胸膜腔のスペースが狭くなるので，陰圧の変動が小さくなります．つまり，呼吸性移動が小さくなります．

【呼吸性移動が大きいとき】
- 肺切除の範囲が大きく肺の拡張障害（COPDなど）を伴う場合は，残存する肺が再膨張しきれず，胸膜腔のスペースが広いままとなり，肺を膨張させようと努力してより強く横隔膜を下げるため，陰圧の変動も大きくなります．つまり，呼吸性移動が大きくなります．

5）気泡（エアリーク）の有無の確認

- 胸腔ドレナージシステムの水封室に気泡（エアリーク）がみられることがありますが，2つの場面があります．1つは，肺から胸腔に空気が漏れ（これを気漏といいます）て気泡となっている場合，もう1つは胸腔以外からの空気が気泡となっている場合です．
- 気胸による胸腔内の脱気を目的に胸腔ドレナージを行っている場合は，水封室に気泡がみられるのが正常です．気泡がみられなくなった場合は，ドレーンの閉塞などにより排気ができていないおそれがあります．また，気胸の改善により気泡がみられない可能性もあります．両方の観点で原因を調べます．
- 気胸に対する脱気以外の目的の胸腔ドレナージで気泡がみられた場合は，ドレーンの接続部やドレーン刺入部から空気の出入りがある，ドレーンの接続が外れている可能性があります．また，気胸が合併した可能性もあります．いずれにしても，患者の呼吸状態の観察と合わせて，すみやかに原因を調べる必要があります（91ページ参照）．
- 呼吸に合わせて，胸腔内から多少の空気の出入りがあるので，平静呼吸時，深呼吸時，咳嗽時で気泡の発生の有無とその程度を観察します．呼吸と関係なく続く断続的な気泡は上記のような原因が考えられます．

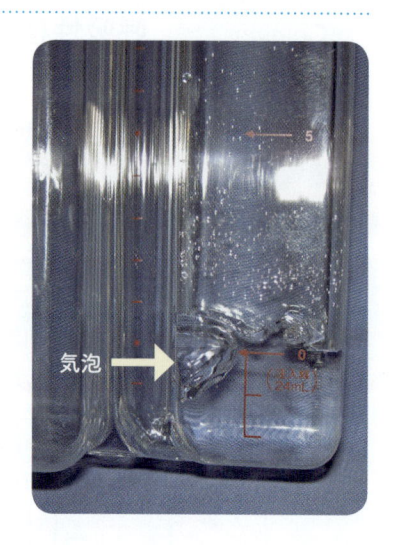

> **ワンポイント**
> - 吸引器のリークアラーム（59ページ参照）のみでは原因を判断できません．
> - 陰圧下で気泡が持続する場合は，肺損傷部の増悪と膿胸の危険性が高まるため，陰圧を解除して水封にすることもあります．

6）体位の管理

- とくに体位制限はありませんが，より効果的なドレナージを行うためにも，ドレーン挿入の目的を把握し，それに応じた体位管理を実施する必要があります．
- 手術後は，ドレーンの刺入部痛を気にするあまり，健側への体位変換ばかりを行ってしまいがちです．とくに手術後は血性度が高いため，有効なドレナージが行われなければ，血餅成分と血漿成分に分離され，ドレーンの閉塞や血腫形成の原因になります．
- 患側の有効なドレナージを行うこと，健側肺の呼吸ケアを行うためにも，患側を下にした体位管理も必要です．
- 患側への体位変換時には，刺入部の痛みに配慮をして，刺入部が直接当たらないように体位を整えます．また，ドレーンが体の下に入り込み，ドレーンの閉塞が生じていないか注意が必要です．

7）排液の観察

- 排液は正常な性状に移行し，排液量も減少していきます．明らかに想定とは違う性状の排液を認めた場合は，すみやかに医師へ報告します
- 以下のように，胸腔内に貯留した液体の内容によって性状の変化が異なりますので，排液目的を確認したうえで観察することが重要です．

①胸腔内操作を伴う術後の場合

- 排液の性状は，血性から徐々に薄くなり，淡血性→淡々血性→淡黄血性→淡黄色の漿液性に変化します．**下の写真**は，血性から淡々血性までの変化の一例です．
- 血性への変化は，血管や臓器の損傷に伴う出血，胸腔内にもともと貯留していた血餅成分の多い液体が体位変換などの影響により排出された，などが考えられます．そのときの性状や量だけでなく，経時的な変化を含めて全身をアセスメントし，必要時にはすみやかに医師へ報告します．
- 乳白色への変化は，胸管損傷による乳び胸が考えられます．食事を中止し，すみやかに医師へ報告します．

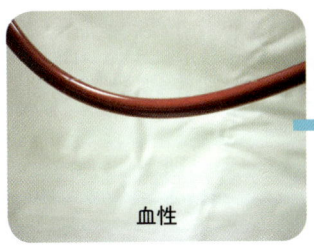

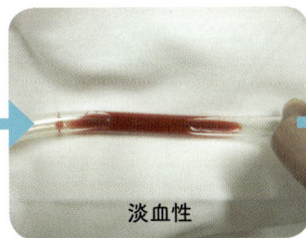

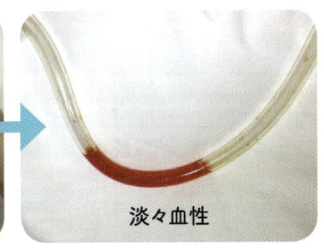

| 血性 | 淡血性 | 淡々血性 |

②胸水の場合

- 胸水の性状により，漏出性胸水と滲出性胸水に分類されます．
- 漏出性胸水は，うっ血性心不全や低栄養によるものが多く，黄色透明です．
- 滲出性胸水は，感染や悪性腫瘍によるものが多く，混濁しています．
- いずれの胸水も，原因が治療されることにより排液量が減少します．

③血胸の場合

- 性状の変化は術後と同様です．
- 血性から徐々に薄くなり，漿液性に移行し，排液量も減少します．

④膿胸の場合

- クリーム様の膿性から徐々に漿液性に移行し，排液量も減少します．
- 持続洗浄が行われる場合もあります．

8）疼痛マネジメント

- 胸腔ドレーン留置に伴う疼痛は，換気量を低下させ肺合併症につながります．また，早期離床の妨げとなるため，鎮痛薬の使用，体位の工夫，ドレーンの確実な固定が必要になります．
- 胸腔ドレーンは，肋間神経の近くをＳ字状に走行しているため，固定部が引っぱられると疼痛の原因になることがあります（下の図）．

肋間神経とチューブ

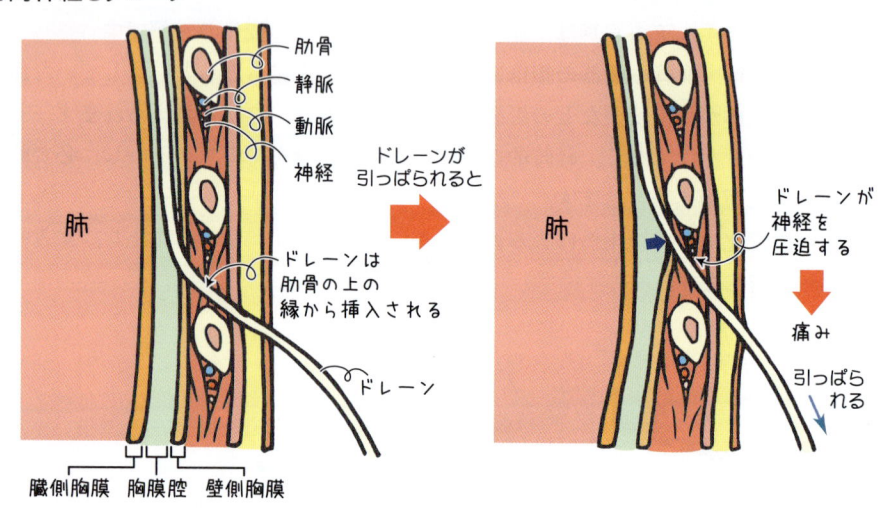

3　胸腔ドレナージの感染対策

- 逆行性感染を防止するためには，ドレーン刺入部の清潔管理，排液バック交換時の清潔操作や，バックと刺入部の高低差の管理（89ページ参照）を徹底することが重要です．

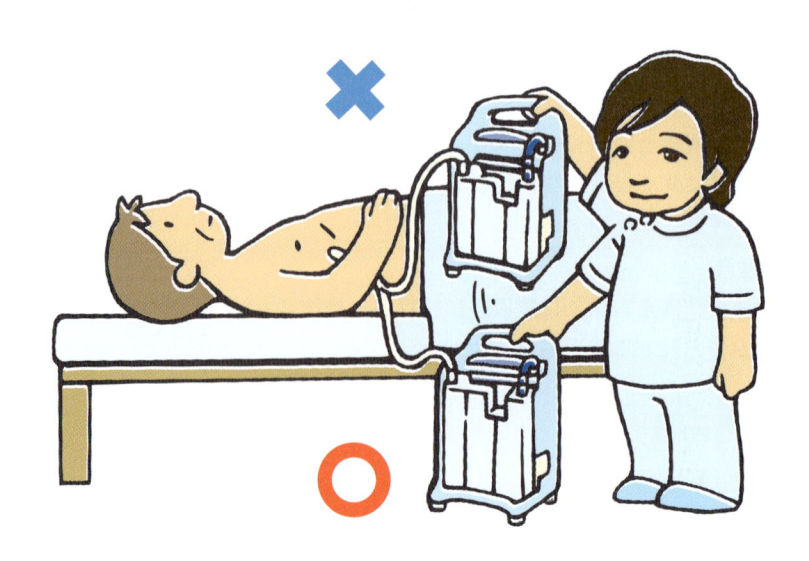

4　胸腔ドレナージの合併症

●以下のような合併症が考えられます．
　①再膨張性肺水腫（次ページのキーワード参照）
　②肺損傷（気胸）
　③肋間動静脈損傷
　④皮下気腫（下のコラム参照）
　⑤ドレーンの閉塞
　⑥逆行性感染
　⑦誤挿入（横隔膜穿刺，腹腔および腹腔内臓器損傷，食道穿孔，心筋挫傷・穿孔）

Column　皮下気腫の有無の見かた

- 皮下気腫は，空気の吸引量より気漏量が多く，ドレーン刺入部や創部から皮下に空気が侵入して形成されます．皮下気腫を指で押さえると握雪感（あくせつかん）（雪を握ったときのようなぎゅうぎゅうとした感触，プチプチとした感触）を感じます．
- 原因として，ドレーンの位置の変更，気漏量の急増，ドレーンの閉塞が考えられます．
- 一見，良好なドレナージが行われていても皮下気腫が増大することがあるため注意が必要です．また，増大時には原因の検索が重要です．
- 皮下気腫自体に痛みは伴いません．
- 好発部位は，ドレーン刺入部周囲，前胸部，肩〜頸部です．
- 皮下気腫の触れる範囲をマジックなどでマーキングすると，皮下気腫の進行や退縮が把握しやすくなります．胸部X線画像で確認することもできます．

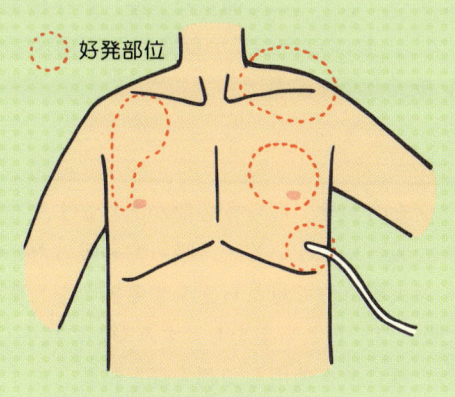

皮下気腫の好発部位とマーキング　　皮下気腫のX線画像

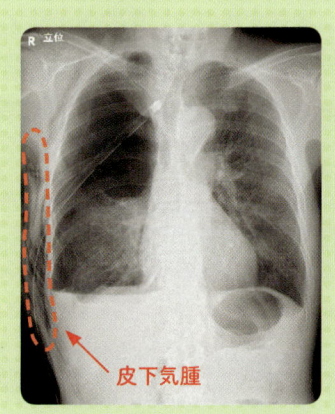

> **キーワード** 再膨張性肺水腫
>
> - 再膨張性肺水腫（reexpansion pulmonary edema：RPE）は，気胸や血胸・大量の胸水により肺が長期間虚脱していた場合に，急速なドレナージをしたことで虚脱していた肺が一気に再膨張し，肺血流の再灌流および血管透過性亢進が生じた結果起こる肺水腫です．
> - 肺毛細血管から肺胞へ血液成分の漏出が起こるため，多量の泡沫状血性痰を認め，喘鳴を聴取します．
> - 肺水腫が高度な場合，呼吸困難や低酸素血症に陥り，人工呼吸器による呼吸管理を必要とする場合があります．また，血漿漏出による低容量性ショックをきたし死亡する場合もあります．リスクファクターは，①3日以上の虚脱，②30％以上の虚脱，③急速な再膨張，とされています．死亡率は全体の19％といわれています．

5 胸腔ドレーンの抜去の判断

1）抜去時期

- 長期に及ぶ胸腔ドレーンの留置は，感染面からみても避けるべきです．
- 術後の場合は，排液量（150～200mL／日以下）と排液の性状の変化（血性→漿液性），気漏（エアリーク）の有無，患側の肺の拡張具合で決定されます．通常，2～3日で抜去となります．
- 気胸の場合は，エアリークが消失し，胸部X線画像で肺の虚脱がなければ抜去となります．
- 肺の気腫性変化の強い患者さんやマイナーリーク（ごく微量な気漏）が存在する可能性が高い場合は，ドレーンをクランプし，しばらくしてから胸部X線画像で気胸のないことを確認したうえで，ドレーン抜去となります．

2）抜去方法

- 抜去時は，患者さんに呼吸のタイミングを合わせてもらう必要があります．
- 患者さんに「大きく吸って～吐いて～，吸って～吐いて～，吸って～吸ったところで息を止めてください」という感じで，最大吸気位で息こらえをする練習をします．
- 実際の抜去時も同様に，3回目の最大吸気位で息こらえをし，すみやかに抜去します．抜去と同時に，あらかじめかけてあった縫合糸を使用して刺入部を結紮します．
- 結紮後，通常の呼吸をしてもらいます．
- 最大呼気位での抜去も可能です．最大呼気位では胸腔内圧がもっとも高くなるので，外界からのエアの入り込みを防げます．しかし，最大呼気位では息こらえをするのが困難であるため，最大吸気位で抜去するのが一般的だといえます．

6 胸腔ドレナージ中の移動時の管理方法

- 胸腔ドレナージ中は，原則としてドレーンのクランプはしません．クランプをすると，①ドレーンが閉塞するおそれがある，②吸引圧が遮断され，空気の移動もなくなるので，エアリークの存在する患者さんでは緊張性気胸をまねくおそれがあるからです．
- 逆行性感染を起こす可能性があるため，排液バックはドレーン刺入部より高い位置に上げてはいけません（86ページ参照）．ベッドでの移動時には，高低差に注意する必要があります．
- 胸腔ドレナージシステムの転倒にも注意が必要です．転倒して水封室の水が排液室や吸引圧制御室に流れてしまうと，水封が機能しなくなることで吸引圧が変化し，また，逆流防止弁やウォータートラップ部などの逆流を防ぐしくみが機能しなくなることにより，逆行性感染につながります．
- 移動の際は，胸腔ドレナージシステムは垂直に保ち，転倒を防止するためにも，点滴台やキャスター付きの移動器具に固定します（**右下の写真**）．ドレーン・チューブが長いため，歩行時には足元にも注意が必要です．

> **ワンポイント**
>
> - 胸腔ドレーンをクランプするのは以下のようなときです．
>   ・排液バックを交換するとき
>   ・患者さんより排液バックの位置が高くなるとき
>   ・気胸患者さんのドレーン抜去前の確認をするとき
>   ・特別に医師からの指示があるとき

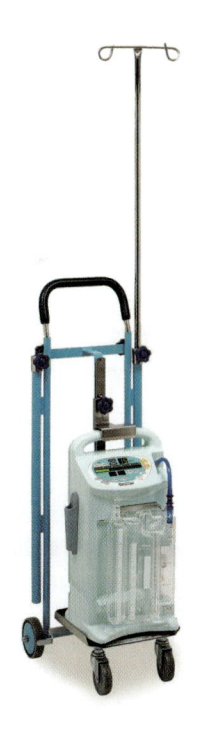

［画像提供：泉工医科工業］

7　胸腔ドレナージのトラブルシューティング

1）ドレーンが完全抜去した!!

■ **状況・起こりうる事態**
- 空気が胸腔に流入し，肺が少し萎んでしまいます（気胸の状態）．流入した空気により肺や心臓を圧迫してショック状態となることもあります．

■ **観察点**
- 患者さんの呼吸・循環状態に変化や異常がないか観察します．

■ **対応方法**
- 緊急処置（手ガーゼで押さえる，3辺テーピングを行う）をして，すみやかに医師に報告します．
- 3辺テーピングは，粘着性のないフィルムドレッシング材でドレーン刺入部を覆い，もっとも低い1辺以外の3辺をテープで固定します．テープを貼らない1辺から排液および脱気を行います．呼気時には脱気が行え，吸気時には密着することで一方弁の役割を果たします．
- 胸腔ドレーンの再挿入の準備をします．

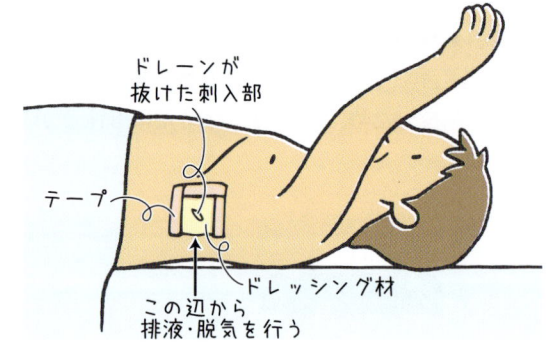

2）ドレーンの接続部が外れた!!

■ **状況・起こりうる事態**
- 空気が胸腔に流入し，肺が少し萎んでしまいます（気胸の状態）．また，接続部から胸腔まで菌が逆流していけば，胸膜炎から膿胸を起こしてしまう可能性もあります．
- 流入した空気により，肺や心臓を圧迫してショック状態となることもあります．

■ **観察点**
- 患者さんの呼吸・循環状態に変化や異常がないか観察します．胸痛や発熱，混濁した胸水の排出など胸膜炎に注意する必要もあります．

■ **対応方法**
- 患者側のドレーンをすみやかにクランプして医師に報告します．ドレーン・チューブ連結部を清潔に保持するために滅菌ガーゼで覆い，可能であれば接続チューブは清潔なものと交換します．

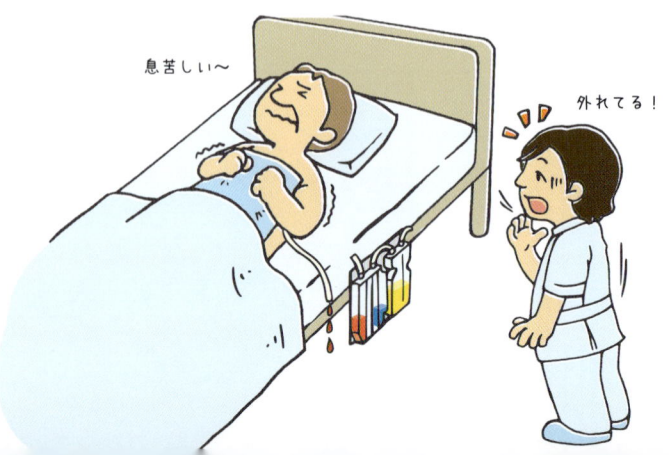

3）突然，水封室に気泡が出現した!!

▌状況・起こりうる事態
- 呼気時の間欠的な気泡の発生は，気胸の指標となります．呼気時と吸気時の連続的な気泡は，ドレーンの抜去や接続不良の可能性があります．

▌観察点
- 胸痛や呼吸状態を観察します．

▌対応方法
- 気泡（エアリーク）出現の原因検索をすみやかに行い，医師に報告します．各チューブを鉗子などでクランプすることで，気泡（エアリーク）の原因を検索することができます（下の図）．
  ※電動低圧吸引器を使用していてリークアラームが鳴った場合も，水封室に気泡があれば同様に原因を検索します．

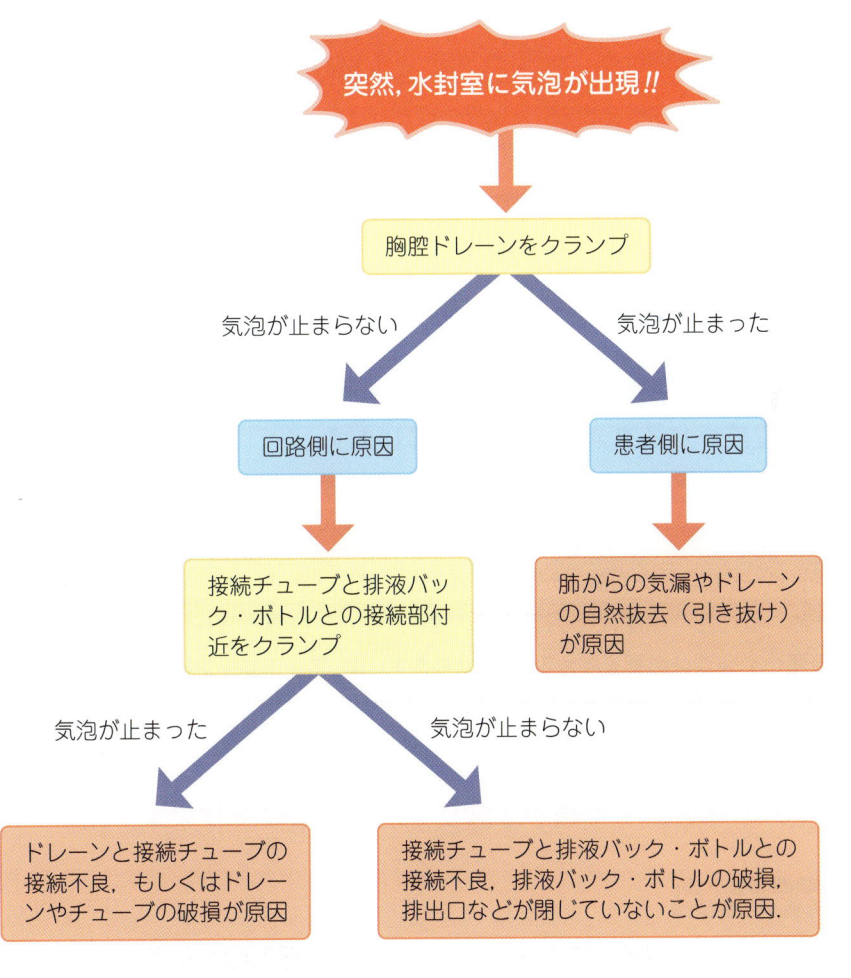

```
         突然，水封室に気泡が出現!!
                  ↓
            胸腔ドレーンをクランプ
         ／                    ＼
    気泡が止まらない          気泡が止まった
        ↓                        ↓
     回路側に原因              患者側に原因
        ↓                        ↓
  接続チューブと排液バッ    肺からの気漏やドレーン
  ク・ボトルとの接続部付    の自然抜去（引き抜け）
  近をクランプ              が原因
    ／        ＼
気泡が止まった  気泡が止まらない
    ↓              ↓
ドレーンと接続チューブの  接続チューブと排液バック・ボトルとの
接続不良，もしくはドレー  接続不良，排液バック・ボトルの破損，
ンやチューブの破損が原因  排出口などが閉じていないことが原因．
```

水封室の気泡（エアリーク）の原因検索の手順

実践！　胸腔ドレーンをベッドサイドで挿入！

- ドレーンは手術の際に挿入されるケースが大半ですが，胸腔ドレナージの場合，ベッドサイドで挿入されるケースもあります．そのような対象となる疾患は気胸や胸水です．とくに緊張性気胸は，心外閉塞・拘束性ショックで生死に直結するため，迅速かつ安全に胸腔ドレナージを実施しなければなりません．
- 準備する物品の一例は下のとおりです．
- それでは，実践に役立つ介助の手順と注意点をご紹介します．

> **準備物品（一例）**
>
> - トロッカーカテーテルまたはアスピレーションキット（太さを確認）
> - 局所麻酔，注射器，23G注射針
> - 排液バッグ（蒸留水を入れ準備），接続管
> - 吸引器
> - 滅菌手袋，滅菌ガウン，マスク，キャップ，滅菌ドレープ（有窓，無窓）
> - 縫合セット（持針器，ペアン，縫合針（角針），縫合糸，ガーゼ），メス（先のとがった尖刃）
> - 消毒用イソジン®
> - タイガン，固定テープ

胸腔ドレーン挿入の手順と介助の注意点

※手順の 医 は医師が， 看 は看護師が実施することを表します．

1 医 看 患者さんに十分な説明を行い，同意を得ます．

2 看 健側の上腕にマンシェットを巻き，SpO$_2$プローブを装着して，処置前のバイタルサインを確認します．

> **根拠**
>
> ・ドレナージにより臓側胸膜が刺激されると，激しい疼痛により迷走神経反射が生じるため，低血圧や徐脈になることがあります．また，急激に肺が拡張することで酸素化の悪化や循環に影響を与えることもあります．よって，ドレーン挿入中や挿入後にかけて呼吸・循環の変動に注意しなければなりません．

3 医 看 医師からの指示を受けて，体位調整を行います．

> **ワンポイント**
>
> - ドレナージの目的（胸水や気胸）によって，挿入時の体位が変わります．また，バイタルサインによっても可能な体位が変わりますので，確認が必要です．くわしくは次ページを参照してください．

胸腔穿刺時の基本的な体位

気胸の場合

- 胸腔内（胸膜腔内）に貯留した気体成分は胸腔の上部（胸側）に貯留するため，臥位またはファーラー位で，鎖骨中線上の第2～3肋間や前～中腋窩線上の第6～8肋間から挿入し肺尖部に留置します．
- 外科系医師は，その後に手術になる可能性があれば手術創を考慮して，健側下の側臥位でアプローチすることもあります．

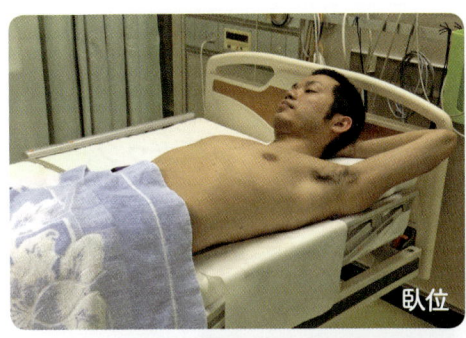

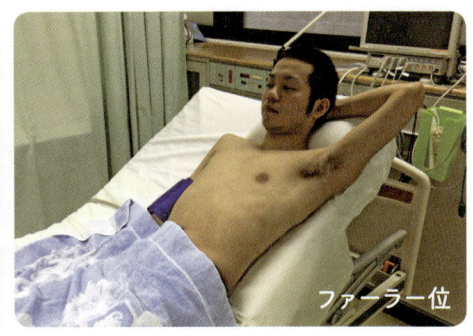

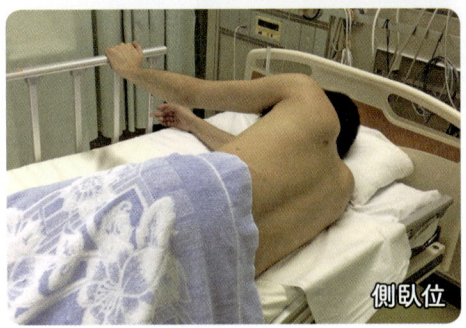

臥位

ファーラー位

側臥位

> **注意点**
> - 患側の上肢を頭の後ろに挙上します．この姿勢により，肋間を広げ穿刺部位の固定がしやすくなります．
> - 術者が処置をしやすいように，患者さんの体を術者側に寄せます．

胸水の場合

- 胸腔内（胸膜腔内）に貯留した液体成分は重力によって胸腔の下部に貯留するため，坐位の姿勢で前～中腋窩線上の第6～8肋間から挿入し背側に留置します．
- バイタルサインなど患者さんの状態によっては，健側下の側臥位でアプローチします．

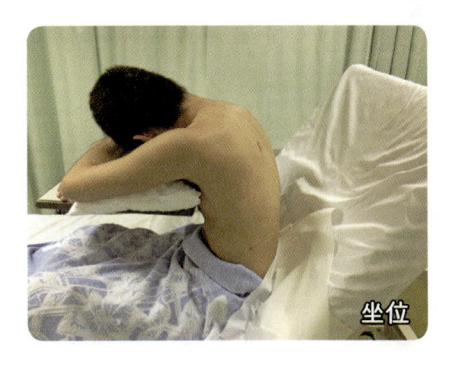

坐位

> **注意点**
> - 坐位では，オーバーベッドテーブルが動かないように固定します．
> - 側臥位では，患側の上肢で健側のベッド柵を把持してもらい，腰を引いて体位を安定させます．前傾になりすぎないように注意します（左右の肩峰を結んだラインとベッドが垂直になる程度）．
> - 頭部に枕を挿入すると患者さんは安楽です．
> - 術者が処置をしやすいように，患者さんの体を術者側に寄せます．

4 　㊤刺入部および消毒範囲を確保するために寝衣を脱がせます．露出部分が最小限にとどめられるように配慮します．

露出は最小限

5 　㊤消毒液の流れ込みにより寝衣やシーツが汚染されないように，防水シートを体の下に敷きます．

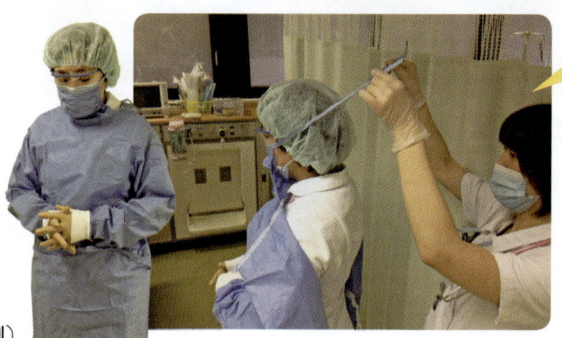

防水シート

6 　㊤術者が操作しやすいように，ベッドの高さや周囲のカーテンなどの環境を整えます．

7 　㊥マキシマルバリアプリコーション（滅菌手袋，滅菌ガウン，マスク，キャップ装着）を行います．㊤滅菌ガウン装着を介助します．

ガウンテクニックを行います

（ガウン装着例）

> **ワンポイント**
> ● 処置に伴う感染を予防するためにも，感染予防策の厳守が重要です．
> ● マキシマルバリアプリコーションとは，スタンダードプリコーション（標準予防策）が手指消毒，手袋の着用，マスクや防護具の着用，ガウン（エプロン）の着用に対し，滅菌ガウン，滅菌手袋，大型の滅菌ドレープを用いて無菌操作を行う高度無菌遮断予防策のことをいいます．中心静脈カテーテル穿刺時のように深部臓器にデバイスを留置するときなどに用いられます．

8 　㊥刺入部と刺入部周囲を消毒します．

9 　㊥滅菌ドレープ（有窓）の窓を刺入部に合わせて患者さんにかけます．

10　㊤滅菌シーツ（無窓）を用いて清潔な作業台を準備し，作業台の上に必要物品を出します．

> **ワンポイント**
> ● ベッドサイドは狭く不潔なため，清潔野を確保することと，ガウンが不潔にならないように注意する（カーテンに触れないなど）ことが重要です．
> ● ポビドンヨードの殺菌力は塗布後30〜60秒の経過でもっとも強くなります．

11 (医) 局所麻酔を行います.
(看) 穿刺のときには必ず患者さんの正面から声かけをします.

> **根拠**
> ・患者さんは，見えない部位での処置や，滅菌シーツが顔にかかることにより，不安が強くなります．1つ1つの処置を説明しながら不安の除去に努める必要があります．

12 (医) メス（尖刃）で皮膚を切開後，ドレーンを挿入します．
(看) このとき，押される感覚があることを患者さんに説明します．

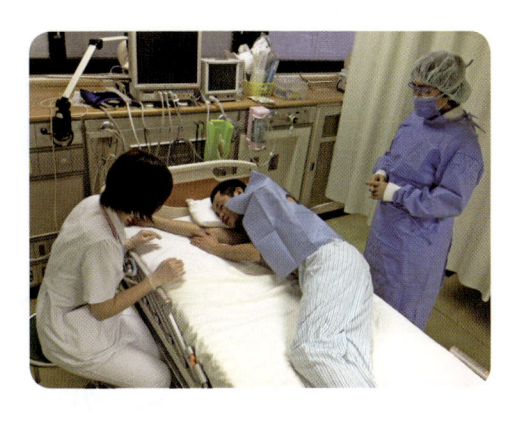

> **ワンポイント**
> ● ドレーンの挿入中も患者さんの苦痛やバイタルサインに注意をはらいます．

13 (医) 皮膚とドレーンを固定糸で固定します．

14 (看) ドレーンとチューブを接続した後，清潔野の医師からチューブの反対側の先端（カギの付いたコネクター）を不潔にしないように受け取り，胸腔ドレナージシステムに接続します．その後，吸引器の設定圧を確認します．

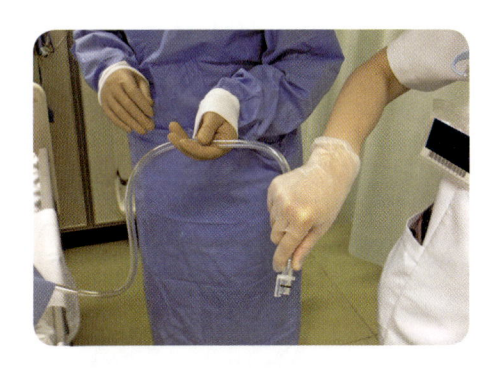

15 (医)(看) 刺入部にYガーゼをはさみ，ガーゼを当て，周囲の消毒薬を除去します．

16 (看) タイガンでドレーンとチューブの接続部を固定します（29ページ参照）．

17 (看) ドレーンと皮膚をテープで固定します（30,34ページ参照）．

18 (看) 患者さんへの声かけを行います．その際は，ねぎらうだけでなく，局所麻酔が30分くらいで切れて痛みが現れてくる可能性があることやその痛みの程度も患者さんに説明します．

19 (医)(看) 胸部X線画像でドレーンの先端の位置や肺の拡張の程度を確認します．

20 (看) 使用物品を片付けます（不潔になってもかまいません）．

B 心嚢ドレナージ

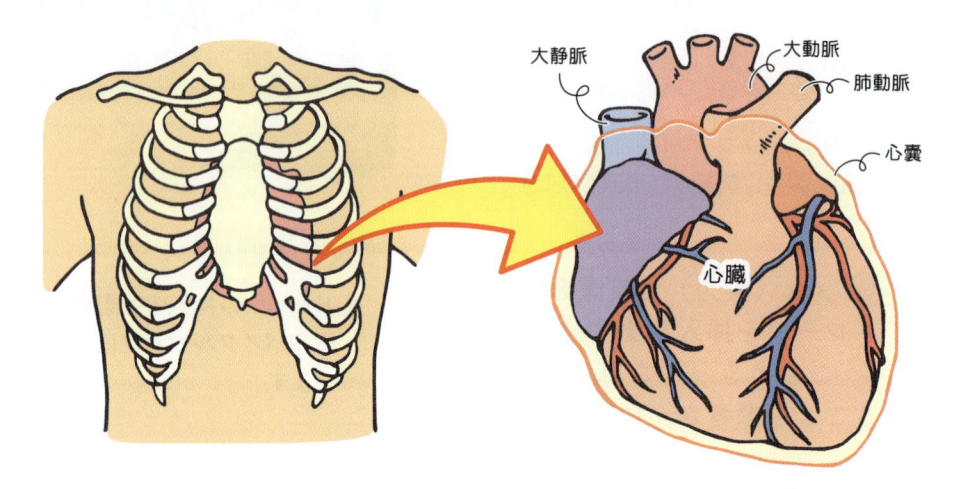

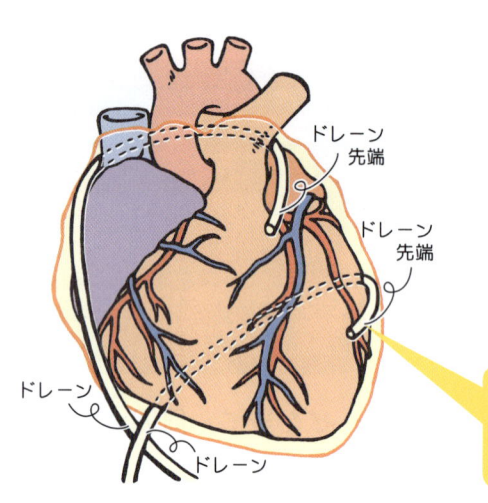

図中ラベル:
- 大静脈
- 大動脈
- 肺動脈
- 心嚢
- 心臓
- ドレーン先端
- ドレーン先端
- ドレーン
- ドレーン

- 心臓は，胸骨の背面にあり，縦隔内で心膜に包まれています．心膜は内膜，外膜とあり，外側の膜を心嚢といいます（狭義としては心膜＝心嚢）．
- 心膜と心臓の間には，心嚢液が存在し，それが潤滑剤となり，心臓が収縮・弛緩運動を繰り返しやすくなります．

ドレーンは，心臓や肺動脈の背面を回り，先端が前方にくるように留置されます．

看るべきところ

- ドレナージシステムの確認：陰圧か自然圧かなど
- ドレーンの固定方法は適切か
- ドレーン固定部に皮膚障害はないか
- ドレーン刺入部に異常はないか：排液の漏出，感染徴候
- 排液の性状・量はどうか：正常な心嚢液と比べどう異なるか
- 患者さんの自覚症状やバイタルサインはどうか：ドレーン刺入部の痛み，ショックの有無，ドレナージ前後での経時的な変化など
- 患者さんの体動制限につながっていないか

1 心嚢ドレナージの目的と適応

- 心タンポナーデや心不全における心嚢内に貯留した心嚢液・血液の排液や，外傷などによって起きる心嚢気腫症の心嚢内の脱気を行うことで，心房，心室の圧迫を解除します．
- 診断のための検体採取も行うことができます．
- また，心臓手術後に，出血のモニタリングや，炎症に伴う心嚢液の増加のモニタリングを行うために心嚢ドレナージを行い，排液の性状や量の観察を行います．
- ドレーンの挿入方法は，開胸などの外科手術時に挿入する方法，心嚢穿刺により挿入する方法，外科的に切開して挿入する方法，胸腔鏡下に挿入する方法などがあります．どの方法によるドレーン留置であっても，管理の方法は共通です．

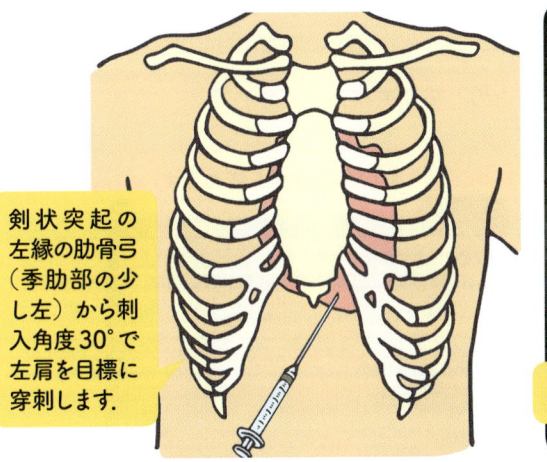

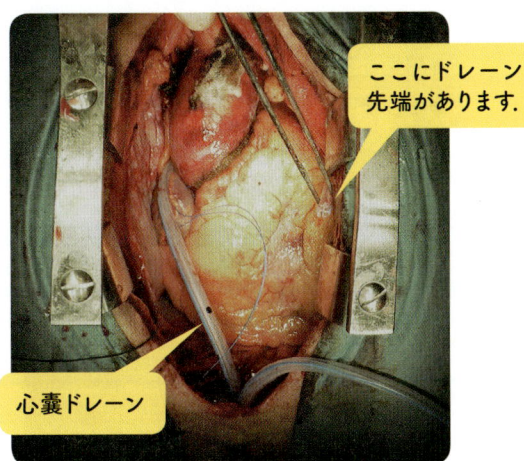

剣状突起の左縁の肋骨弓（季肋部の少し左）から刺入角度30°で左肩を目標に穿刺します．

心嚢穿刺によるドレーン挿入

ここにドレーン先端があります．

心嚢ドレーン

開胸術によるドレーン挿入

- 心嚢ドレナージは，挿入目的と排液の性状，管理方法などに応じて，ドレナージシステムが選択されます．
- 管理・観察のポイントも，ドレナージシステムによって異なります．

項目	治療目的		情報目的
病態	心嚢液増加	出血	さまざま
疾患	がん性心嚢液 感染性心嚢液 腎不全　　　　など	胸部外傷 心筋梗塞 急性大動脈解離　など	胸部外科手術後の心臓・縦隔・肺　　　　など
排液の性状	オレンジ 黄白濁 黄色〜褐色	血液様 （動脈血か静脈血か）	術直後は血液様だが，徐々に黄色になっていく
ドレナージシステム	電動式低圧吸引器でドレナージを開始し，排液量や性状に応じて，ジャクソン・プラットなどの小型の低圧持続吸引の排液バックや，受動的ドレナージである気胸セットなどに変更します．		

| Column | 心タンポナーデの原因とドレナージの実際 |

- 心嚢内の心嚢液の増加や血液の流入などにより，心膜腔内に液体が急激に貯留すると，心膜内にある心臓は圧迫されます．そうなると，静脈還流が障害されるとともに心室の拡張も妨げられて心拍出量は低下して，高度の心機能障害をきたします．この状態を心タンポナーデといい，Beck(ベック)の3徴（血圧低下，頸静脈怒張，心音減弱）などが現れます．

①心嚢液の増加：主にがんや心膜炎などにみられます．排液はオレンジ色で濁っており，漿液の黄色と血液が混ざったような性状のことが多いです．

②出血：心筋梗塞の合併症で引き起こされる心破裂や，大動脈解離などで起こります．排液は血液で，動脈血および静脈血です．早急なドレナージに加え，輸血などの対応が必要になります．

- 緊急を要する状態であり，ドレナージが必要です．
- ドレナージには，心嚢穿刺と，剣状突起下方の心膜開窓術があります．

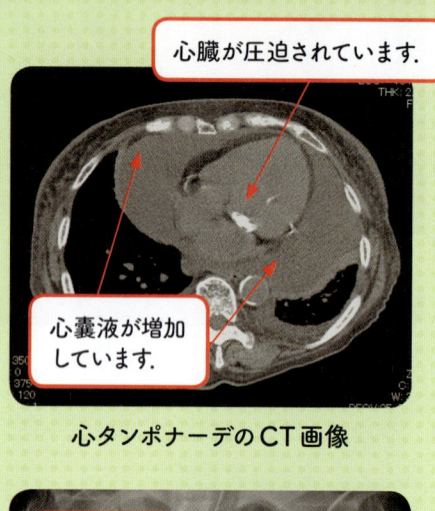

心臓が圧迫されています．
心嚢液が増加しています．

心タンポナーデのCT画像

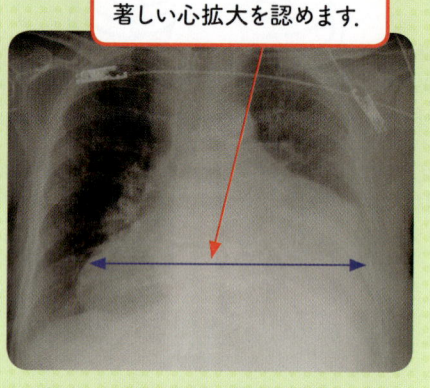

著しい心拡大を認めます．

心タンポナーデの胸部X線画像

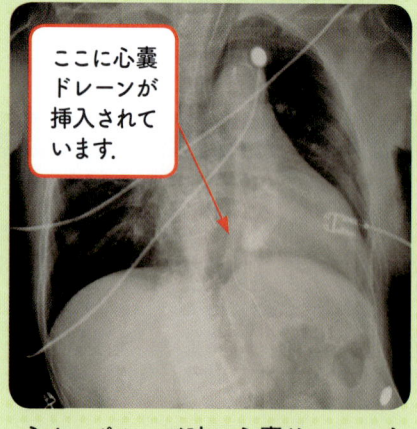

ここに心嚢ドレーンが挿入されています．

心タンポナーデ時の心嚢ドレナージ

心嚢
たまった心嚢液
心臓を圧迫している

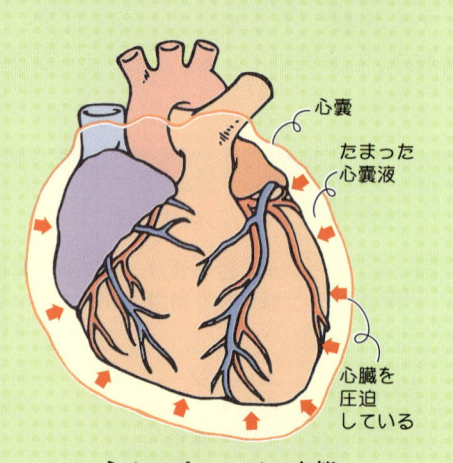

心タンポナーデの病態

2 心嚢ドレナージの管理・観察のポイント

- 胸腔ドレナージシステム使用時の管理・観察ポイントは，基本的に前項の「A．胸腔ドレナージ」(78ページ) の場合と同じですので，そちらを確認ください．

1）排液バックの陰圧保持の確認

- 吸引機能が備わった排液バックは，用いるバックによって陰圧を保持する機能がさまざまです．この機能が常に働いていることが必要です．陰圧を保つしくみを理解して，観察・管理をしましょう（第2章のA項を参照）．
- これらの排液バックは容量が小さいため，排液が多くたまると陰圧保持ができません．定期的に排液量を確認し，排液を廃棄します（廃棄方法は49，52，55ページ参照）．

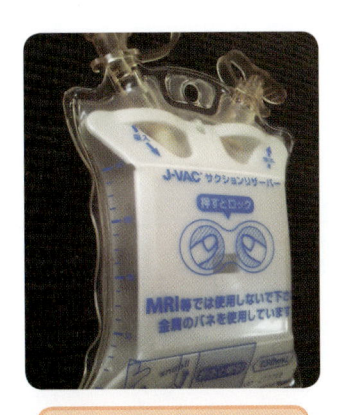

バネが伸びる力で陰圧がかかります．

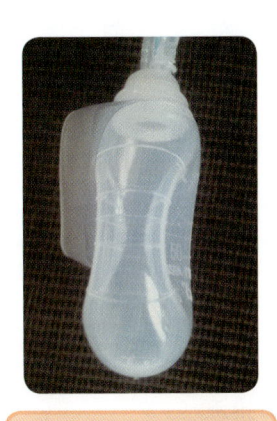

バックがふくらむ力で陰圧がかかります．

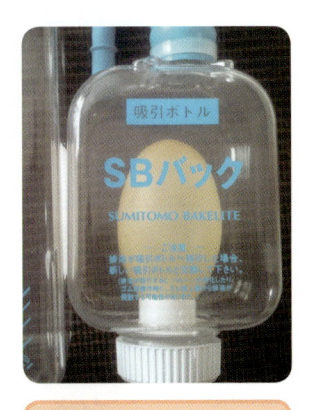

風船がしぼむことで陰圧がかかります．

2）排液漏れの確認

- 臥床時の患者さんの寝返りなどで，排液バックが下敷きとなり，蓋が開放されることで，寝具が汚染される可能性があります．
- とくにJ-VACやジャクソン・プラットは注意です．

もともと付属の蓋

後付けのジャクソン・プラットの蓋．ねじ込み式で，容易に開放されるのを防ぎます．

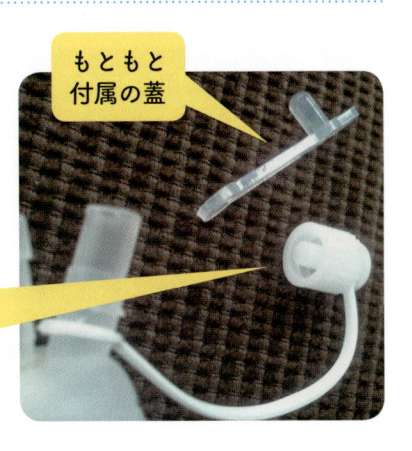

3）排液バックとドレーンの固定

- シリコンドレーンは軟らかく，ミルキングや排液，患者さんの移動などによって，排液バックから外れてしまう可能性もあります．必ずタイガンを使用して固定します．固定部位は，ドレーンを閉塞しないように注意します．

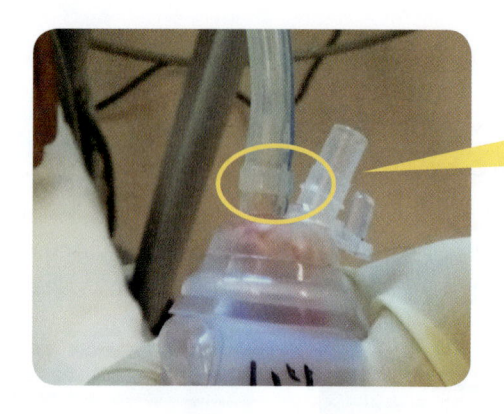

> タイガンバンドでドレーンと排液バックを固定します．ドレーンを閉塞しないよう，排液バック側を固定します．

4）コアグラ（凝血塊）の確認

- 排液バック内にコアグラ（凝血塊）が存在すると，適切な陰圧管理ができなくなる可能性があります．

> コアグラによる排液バック入口部のつまりや容量の変化に注意！

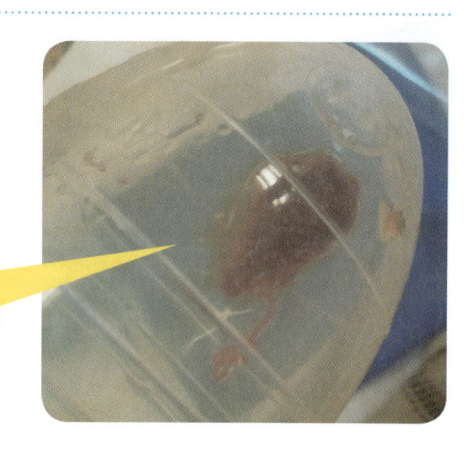

5）排液の性状

- 心嚢液は本来，透明な淡黄色でサラサラしています．心嚢液が増加している原因によって排液の性状が異なります．
  - ・術後のドレナージ：血性のものが徐々に正常に近づいていきます．
  - ・感染性の心嚢液：淡血性〜黄色で，濁っていることもあります．
  - ・がん性心嚢液：透明な黄色ですが，正常よりやや濃いことがあります．
  - ・心筋梗塞後などの心嚢液：基本的には炎症性の心嚢液貯留で，透明な淡黄色〜淡血性です．観察目的にもなりますが，突然，濃血性になった場合，心破裂などの重大な合併症を示唆します．

6）排液の観察および記録方法

- 排液は時間が経つと，比重の重いものが下にたまるので，リアルタイムの排液の性状は，ドレーン内を観察します．
- 排液量を観察するために，施設ごとに決められた時間で，排液を測定・廃棄し，量と性状を記録します．

> 手書きでメモリに，日付と時間を記載しておくことで，記録上迷っても，確認につなげることができます．

> 下側に血液がたまると暗赤色になりますが，実際の排液の性状とは必ずしも一致しません．

> チューブ内の性状を観察して，リアルタイムの性状を確認しましょう．

> 記録は，「時間毎量/日の合計量」と記載し，（　）内には排液バック内の総量を記載すると，確認しやすくなります．

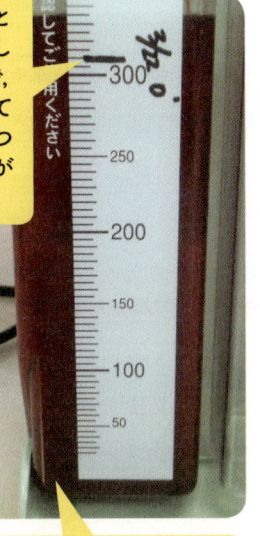

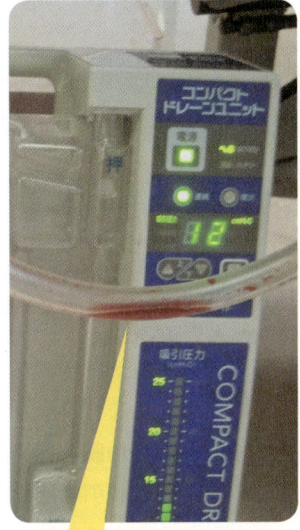

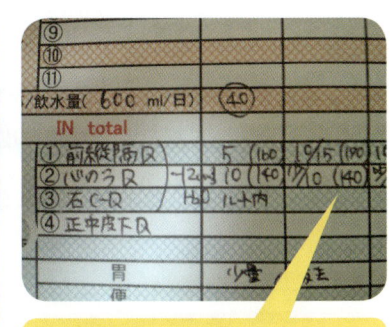

- ジャクソン・プラットなど容積が変化するタイプの排液バックにもおおよその排液量の目盛りはありますが，あくまでも目安です．排液量を正確に測定するためには，別容器へ移し，シリンジやメスシリンダーで測定します（左の写真）．

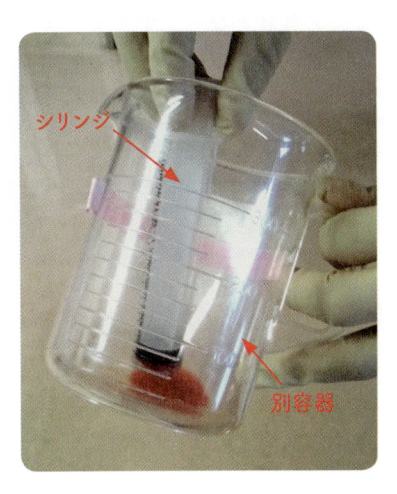

> ジャクソン・プラットは，排液口がシリンジと同じサイズなので，直接挿し込み，排液の廃棄・計測が可能です．

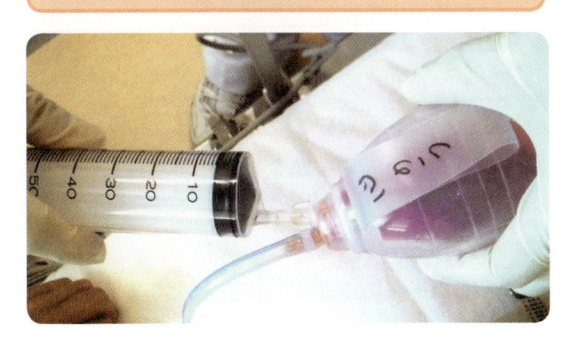

3　心嚢ドレナージの感染対策

- 心嚢ドレナージを行うと，挿入されるドレーンによって，心嚢内および心膜が外気と交通します．管理を間違えると，感染を引き起こしかねません．感染は，心膜炎などを引き起こし，命にかかわる可能性があるので，必ず予防します．
- 排液は陰圧管理もしくは心嚢内圧によって排出されるので，逆行性に排液が進まないよう，排液バックの位置の適切な管理や，閉塞・逆流予防のためのミルキングを実施します．
- ドレーン刺入部に感染が起こると，ドレーンを介し感染を引き起こしかねません．刺入部の清潔を保ちます．皮膚に感染徴候を認めた場合は，ドレーンの入れ替えを考慮することもあります．

4　心嚢ドレナージの合併症

- 心タンポナーデ：ドレーンの閉塞は，ドレナージの目的である心嚢内の排液を果たせなくなるので，心タンポナーデなどの重大な合併症を引き起こします．
- 感染：心膜炎・胸膜炎・縦隔炎など，周囲の臓器感染に注意が必要です．
- 心筋損傷：ドレーンを挿入する際の穿刺時に引き起こす可能性があります．
- 気胸：穿刺の際，胸膜に穿刺針が触れることで気胸を引き起こす可能性があります．

5　心嚢ドレーンの抜去の判断

- さまざまな要因を確認して抜去にいたります．1つずつ確認していきましょう．

①排液の性状による判断

- ドレナージの目的に応じて，排液の性状がある程度予測できます．排液が目的に応じた性状であり，かつ正常な心嚢液に近づくことで，抜去の判断となります．主な病態について次ページの図1にまとめましたので確認ください．

②患者さんの状態による判断

- どのようなドレナージ目的であっても，患者さんの状態は基本的に同じ判断基準となります．
  - ・バイタルサインが安定している
  - ・貧血の進行がない
  - ・画像診断上，異常がない（X線・CT・心エコーなど）
  - ・原疾患の状態が安定している

③そのほかの判断

- これは，不測の事態での抜去となります．再挿入も考慮しなくてはなりません．
  - ・刺入部の異常：感染徴候や排液の漏れなど
  - ・ドレーンの異常：ドレーンの詰まりや破損など

- 心臓外科術後
  - 手術に伴う出血や，洗浄液の残りをドレナージすることが目的なので，排液は暗赤色でサラサラしています．
  - 量が減少すること，暗赤色から透明な淡黄色になることがポイントです．

- 心破裂など，出血性の心タンポナーデ
  - 出血性であり，貯留する血液を排液することが目的なので，排液は鮮赤色もしくは暗赤色で，粘度がやや高くなっています．
  - 量が減少すること，赤色から透明な淡黄色になることがポイントです．

- がんや低タンパクに伴う，漏出性の心囊液
  - 血液の浸透圧の問題で漏れ出してきた排液をドレナージすることが目的なので，排液は淡赤色から淡黄色で，透明のことが多いです．
  - 量が減少することがポイントです．

- 感染性の心膜炎などに伴う，滲出性の心囊液
  - 炎症により血管壁や組織が変性することで浸透圧が変化して滲み出した排液をドレナージすることが目的なので，排液は赤色から黄色で，濁っていることもあります．
  - 量が減少すること，透明で淡黄色になることがポイントです．

図1　ドレナージの目的に応じた心囊ドレーン抜去の判断のポイント

ワンポイント

- 心囊ドレーンでは，抜去の際にドレーンが心室にあたることで不整脈を生じることがあるので注意が必要です．出現する不整脈は心室性期外収縮が多いですが，心室細動になることもあるので，注意して心電図モニターの観察を行います．

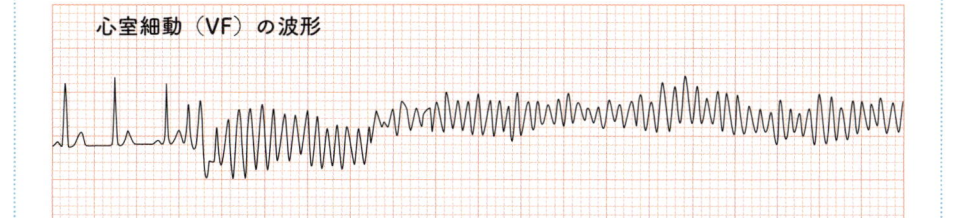

心室細動（VF）の波形

6 心嚢ドレナージ中の移動時の管理方法

- 電動式低圧吸引器は，機器自体が大きいので，歩行時につまずく原因となる可能性があります．患者さんに応じた配慮が必要です．
- 握り型式やバネ式などの排液バックは小さく，重くないので，患者さんに首から下げてもらうか，点滴スタンドなどに下げて移動します．

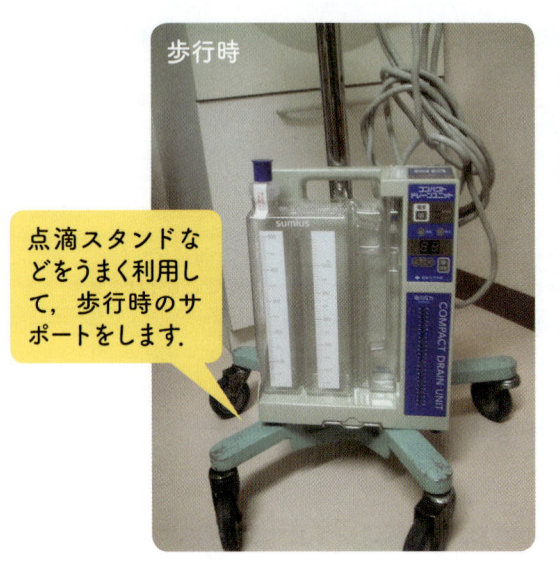

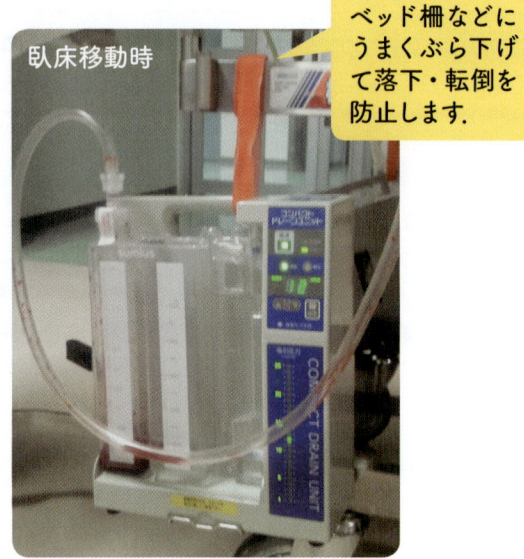

歩行時

臥床移動時

点滴スタンドなどをうまく利用して，歩行時のサポートをします．

ベッド柵などにうまくぶら下げて落下・転倒を防止します．

> 電動式低圧吸引器使用時は，どのような移動方法であっても，機器が立っていることが重要です．移動に伴う振動や転倒を予防する方法を十分に検討しましょう．

7 心嚢ドレナージのトラブルシューティング

1）ドレーンが完全抜去した!!

■ 状況・起こりうる事態
- 心嚢内に貯留した心嚢液・血液の排出が目的の場合，排液されないことで心タンポナーデを起こし，ショック症状をきたす可能性もあります．

■ 観察点
- 血圧・心拍・心電図・呼吸状態や意識レベルなどの変化を観察します．出血が多かった場合，心タンポナーデになる可能性があるため，血圧低下やCVP（中心静脈圧）上昇などに注意します．

■ 対応方法
- 排液が皮下や縦隔に漏れ出る可能性もあるので，刺入部をガーゼで十分に圧迫します．圧迫した際に，ガーゼに付着した排液の観察を行い，医師へ報告します．
- マルチスリット型（ブレイク型）ドレーンなど，ある程度太さのあるドレーンを使用していた場合は，縫合が必要となります．医師へ報告し，縫合の準備を行います．
- 再ドレナージの可能性を考えて，必要物品の準備も行います．

2）エアリークの徴候が出現した!!

■ 状況・起こりうる事態
- エアリークを認める場合は，ドレーンや排液バックの破損・接続外れや，ドレーンが抜けてきており挿入位置が浅くなっている可能性があります．この場合，ドレナージが正常に行われなかったり，逆行性感染のリスクが高くなったりします．

■ 観察点
- 血圧や脈拍を観察します．感染の可能性も考え，感染徴候なども観察します．

■ 対応方法
- 刺入部近くでドレーンをクランプし，エアリークの原因を検索します（91ページ参照）．
- ドレーンの破損が原因であれば，可能であれば，ドレーンを切断してドレナージシステムと再接続するなどして補修します．補修ができない場合は抜去します．
- ドレーンがドレナージシステムから外れていた場合は，接続部位をアルコール綿で十分に消毒し，再接続します．
- 再接続するまでは，心嚢と外界が交通しています．深呼吸などで胸腔内の陰圧が高まると，ドレーンが逆流し，空気の流入や逆行性感染が起こる可能性もあります．患者さんに深呼吸を避けるなどの説明を行い，ドレーンをクランプします．
- 排液バックの破損が原因であれば，物品を交換します．
- ドレーンが抜けてきている場合は，医師へ報告し，抜去・再ドレナージの準備を行います．

3) 排液が血性のまま変わらない!!

■ 状況・起こりうる事態
- 通常,血性の排液は,淡血性,漿液性と変化していきますが,血性のまま排液が続く場合は注意が必要です.
- 排液量が多い場合には持続する出血が示唆され,再手術を考慮しなければなりません.また,血性の排液がドレーン内などで凝固し血餅が生じることで,ドレーンの狭窄・閉塞をきたし,最悪のケースでは心タンポナーデに陥ります.

■ 観察点
- 排液の性状と排液量,全身状態の観察を十分に行い,状態変化の把握に努めます.

■ 対応方法
- ミルキングを行い,閉塞を予防します.患者さんに異常を認めたら,早急に医師へ報告します.

4) 排液が急激に減少した!! 停止した!!

■ 状況・起こりうる事態
- 排液が急激に減少・停止した場合は,ドレーンの閉塞を疑います.心タンポナーデなどの治療目的で行っている際に排液が急激に減少すると,心タンポナーデに伴うショック症状をきたす可能性もあります.

■ 観察点
- 全身状態の観察を十分に行い,状態変化の把握に努めます.

■ 対応方法
- ミルキングを行い,排液量の変化を確認します.また,閉塞したドレーンを抜去し再挿入する可能性が高いので,必要物品の準備を行います.

5) 排液量が急激に増加した!! 血性になった!!

■ 状況・起こりうる事態
- 排液が急激に増加した場合は原疾患の悪化を想定します.とくに,排液が急激に血性となり,量が増加した場合は,出血や心破裂を疑います.
- 漏出性や滲出性の心嚢液をドレナージしている場合の排液量の増加は,ドレーンの詰まりが解除された場合に起こることがあります.

■ 観察点
- バイタルサインの測定,分刻みでの排液量・性状の観察を行い,状態変化の把握に努めます.

■ 対応方法
- 患者さんの状態が急激に変化する可能性があるので,早急に医師へ報告し,急変に備えた準備を行います.

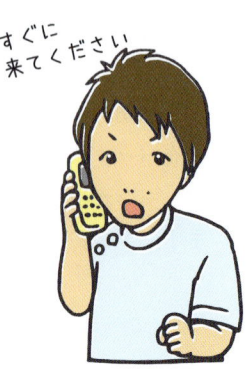

C　脳室ドレナージ

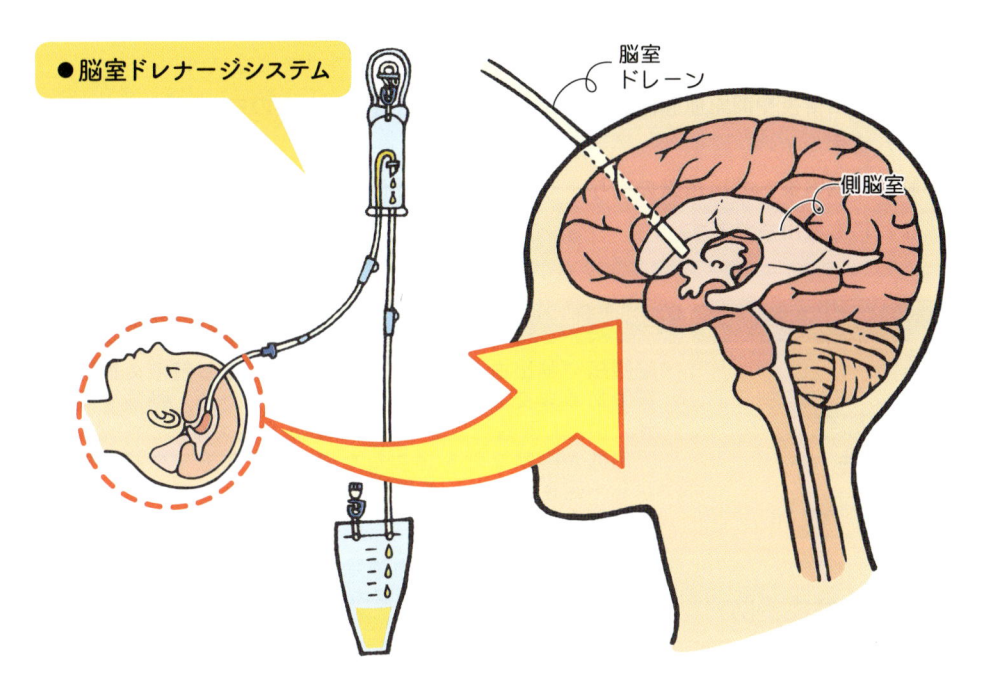

●脳室ドレナージシステム

脳室ドレーン

側脳室

- 脳室ドレーンは，前頭葉の脳実質を経由して，先端が側脳室の前角（側脳室の前方の領域）に挿入されます．
- 脳室ドレナージ回路は，①ドレーン，②ドレナージ回路，③排液バックの3構造になっています．回路の詳細は，2章の「脳室ドレナージシステム」（72ページ）を確認ください．

看るべきところ

- ドレナージシステムの設定圧は正しいか
- チャンバー細管内の髄液に拍動はあるか
- チャンバー上部のクランプは開放されているか
- エアフィルタの汚染はないか
- ドレーン・チューブが屈曲・閉塞していないか
- ドレーンの固定位置にずれはないか，適切に固定されているか
- ドレーン固定部に皮膚障害はないか
- ドレーン刺入部に感染徴候はないか
- ドレーン刺入部に汚染はないか
- 排液の性状に変化はないか（血性度が高くなっていないか）
- 排液に浮遊物や混濁は見られないか
- 排液の量に極端な減少や増加がないか
- 患者さんに頭蓋内圧亢進症状はないか

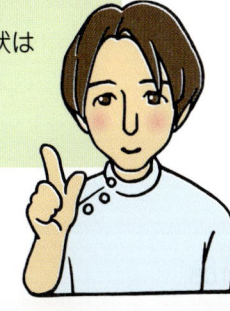

1　脳室ドレナージの目的と適応

- 脳室ドレナージ（external ventricular drainage：EVD）の目的は，くも膜下出血や脳出血などを原因とした急性水頭症（非交通性）での髄液の排出や，脳出血の脳室穿破による脳室内の血腫を除去し，頭蓋内圧をコントロールすることです．
- 脳腫瘍摘出術後や開頭血腫除去術後の水頭症予防や再出血などのモニタリングにも使用されます．
- 髄膜炎や脳室炎への抗菌薬の投与，くも膜下腔の出血を洗い出すための人工髄液の注入などにも使用されます．

適応	目的
急性水頭症 血腫除去	・脳腫瘍や脳出血，くも膜下出血などによる髄液の循環障害である非交通性水頭症を改善させるため，髄液を頭蓋外に排出し頭蓋内圧を下げることが目的です． ・脳出血が脳室穿破を起こした場合は，血液や血腫を排出させ，阻害されていた髄液循環を改善させることも目的とします．
術後の水頭症予防・モニタリング	・脳腫瘍摘出術後や開頭血腫除去術後の頭蓋内圧モニタリングや，髄液排出による頭蓋内圧コントロール（水頭症予防）を目的とします． ・脳出血の脳室穿破，脳室内出血術後の止血状態や再出血のモニタリングとしても使用できます．
薬液，人工髄液の注入	・髄膜炎や脳室炎では抗菌薬が投与されます． ・くも膜下出血の際には，くも膜下腔の出血を洗い出す目的で人工髄液や乳酸リンゲル液の注入を行うこともあります．脳槽ドレーンとともに挿入され，脳室ドレーンから注入し，脳槽ドレーンから排出します．脳槽ドレナージについては，次項（122ページ）で解説します．

ワンポイント

- 脳室にドレーンを挿入していると，ドレナージ回路内のチャンバー細管内の髄液面の高さによって，頭蓋内圧をモニタリングすることができます．

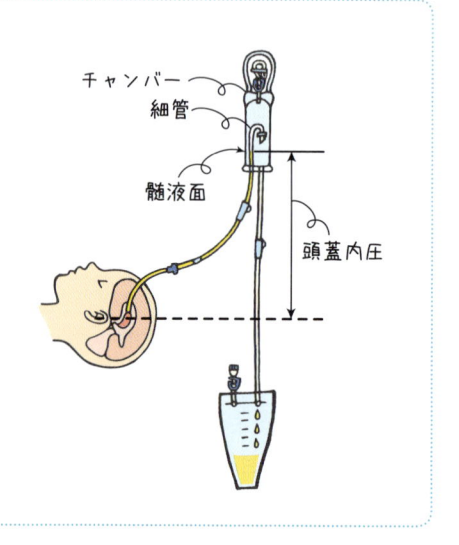

| Column | 水頭症とは |

- 水頭症とは，さまざまな理由により髄液が脳室内に過剰に貯留する病態を示します．
- 髄液は側脳室，第3・第4脳室にある脈絡叢で約70％が産生され，①側脳室からモンロー（Monro）孔を経て第3脳室へ流れ，②中脳水道を通り，第4脳室に流れます．そこで，③ルシュカ（Luschka）孔とマジャンディー（Magendie）孔を通って，くも膜下腔に出て，④脳表くも膜下腔や⑤脊髄腔を循環します．その後，ほとんどが⑥くも膜下絨毛で覆われたくも膜顆粒により静脈血に排泄されます．
- この産生から吸収（排泄）にいたる経路に障害が起こることで水頭症が起こります．
- その理由としては，髄液の産生過剰・吸収障害・通過障害がありますが，脳室ドレナージの適応となるのは，主として①〜③の間における通過障害です．狭窄や閉塞といった通過障害による水頭症は，非交通性水頭症ともよばれ，腫瘍や血腫などによる脳室の閉塞や圧迫により，閉塞部より上部の脳室が拡大します．

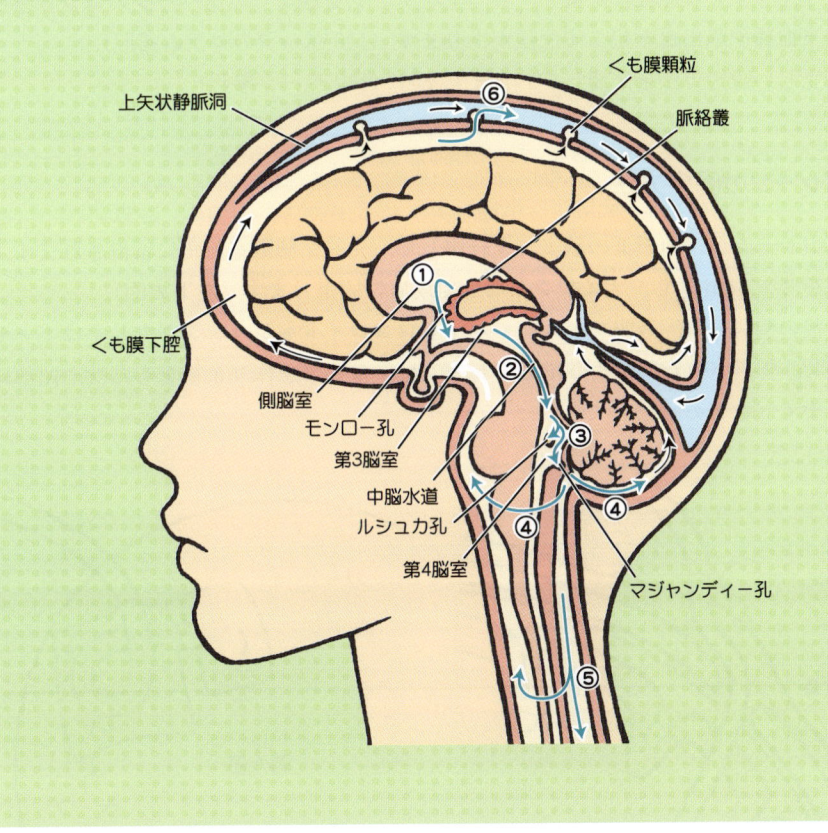

2　脳室ドレナージの管理・観察のポイント

- 脳室ドレーンは手術室で挿入されます．そこで，ドレーンが挿入された患者さんに対して行う管理という視点で解説します．

1）ドレナージ圧の設定

- 圧設定は外耳孔の高さを0点（基準点）として，0点からチャンバーまでの高さを設定圧（cmH₂O）として調節します．
- 設定圧を低くしすぎると，過剰なドレナージ（オーバードレナージ）となり，急激な頭蓋内圧低下による脳出血や硬膜下出血を起こす危険性があります．
- 設定圧を高くしすぎると，ドレナージ不足で頭蓋内圧亢進症状を発生させる危険性があります．
- また，チャンバー上部のエアフィルタの汚染やワンタッチクランプの開放忘れがあると，サイフォンの原理によるオーバードレナージを起こし（次ページのコラム参照），硬膜下血腫や脳出血を起こす危険があります（116ページのコラム参照）．
- 圧の正しい設定方法を確認しておきましょう（112ページ参照）．

2）ドレーンの固定方法

- 脳室ドレーンは，前頭葉の脳実質を経由して，先端が側脳室前角に留置されます．
- 皮下を3～4cm通し，ナイロン糸などで皮膚に固定します（**左下の図**）．
- 手術後の刺入部は，透明フィルムやハイドロコロイドドレッシングもしくはガーゼで保護し，保護された部位より出たドレーンは，ループを作り余裕をもたせ，頭部に固定します（**右下の図**）．

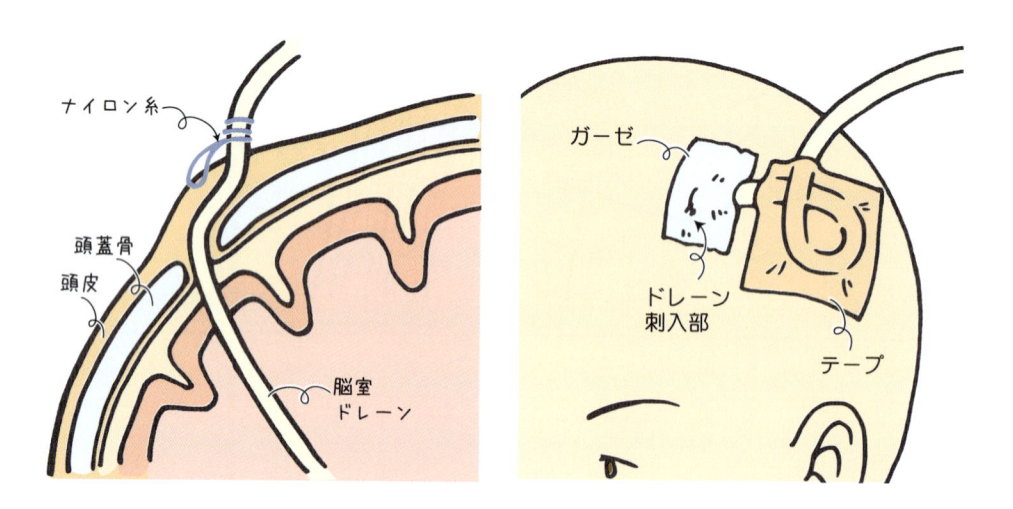

- ドレーン挿入位置の確認は，可能な限りドレーンに表示されている長さ（cm）で確認します．できない場合はマーキングするなどして固定位置を確認します．

| Column | サイフォンの原理によるオーバードレナージ |

- サイフォンの原理とは，高低差による圧の違いにより，高い位置から低い位置へ液体が移動するメカニズムのことをいいます（くわしくは11ページ参照）．
- では，チャンバー上部のエアフィルタの汚染やワンタッチクランプを開放させない状態でドレナージを行うと，なぜサイフォンの原理によるオーバードレナージになる危険性があるのでしょうか．
- その理由は，エアフィルタの汚染やクランプにより大気との交通のない閉鎖式回路となるためです．つまり，脳室から排液バックまでが１本の閉鎖式ドレナージ回路になってしまいます．そのため，ドレナージの入口の脳室よりも，出口である排液バックの方が低い位置となり，その高低差によるサイフォンの原理により，オーバードレナージになる危険性があります．

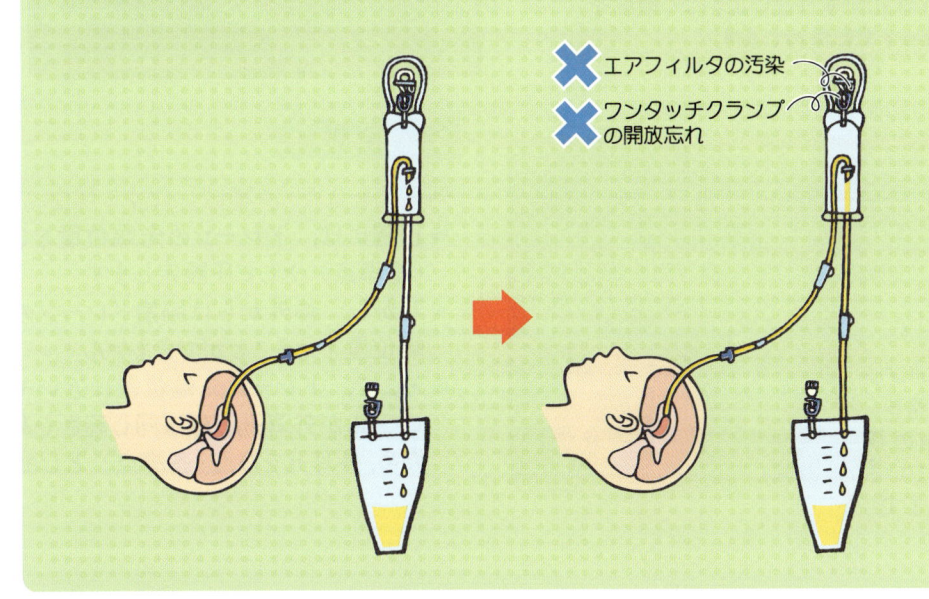

✖ エアフィルタの汚染
✖ ワンタッチクランプの開放忘れ

| Column | 頭蓋内圧亢進症例で頭部挙上をする理由 |

- 頭蓋内圧亢進症例で頭部挙上をする理由は，心臓への静脈還流を増加させ，頭蓋内圧を低下させることにあります．
- 頭部挙上30°では，頸静脈の流出がよくなり，全身の血圧低下をきたさずに頭蓋内圧を低下させる効果があるとの報告があります[1]．
- そのため，頭蓋内圧亢進症例では頭部挙上30°に保持します．

1) Ng I, Lim J, Wong HB: Effects of head posture on cerebral hemodynamics: its influences on intracranial pressure, cerebral perfusion pressure, and cerebral oxygenation. Neurosurgery 54 (3): 593-598, 2004

実践！　ドレナージ圧の設定手順

1 レーザーポインタを外耳孔に当て，0点（基準点）を合わせます．

レーザーポインタの光

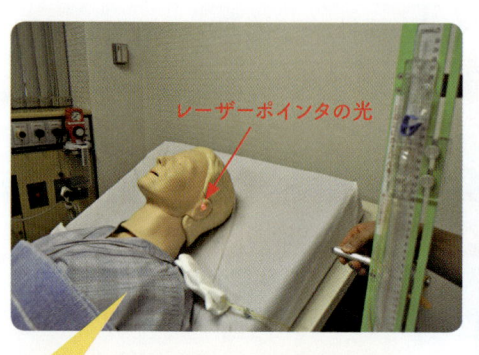

外耳孔がずれないように，頭部をまっすぐに保持します．

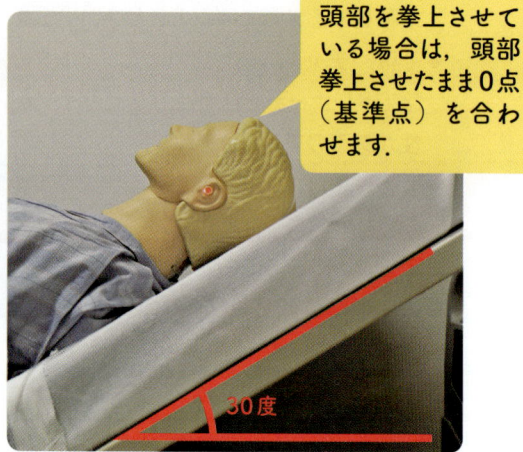

頭部を挙上させている場合は，頭部挙上させたまま0点（基準点）を合わせます．

30度

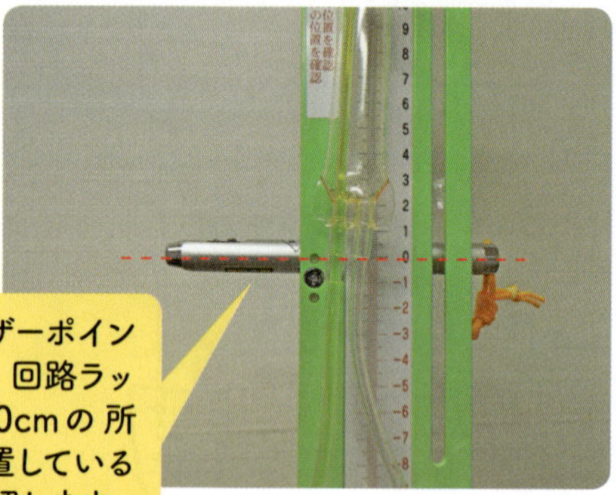

レーザーポインタが，回路ラックの0cmの所に位置しているか確認します．

ワンポイント

外耳孔を0点（基準値）にする理由
- 正確には，ドレーンの先端位置を0点（基準点）として圧設定します．
- しかし，体外からは脳室ドレーンの先端位置を見ることができません．
- そこで，ドレーン先端位置に近いモンロー孔が外耳孔とほぼ同じ高さであるため，外耳孔を0点（基準点）とします．

2 チャンバーを設定圧に合わせます（ここでは10cmH$_2$O）

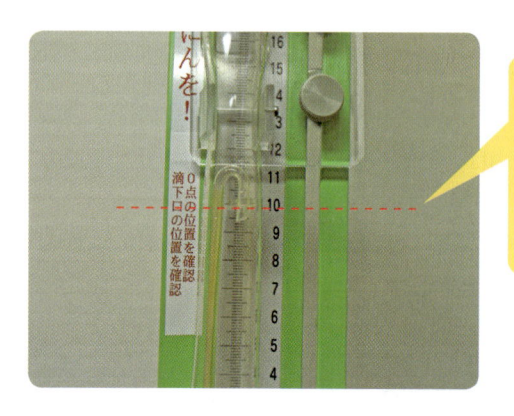

設定圧を合わせる場所は，チャンバー内の排液口（斜めの部分の中心），もしくは，その上の円盤部分です．ここでは円盤部分で合わせています．

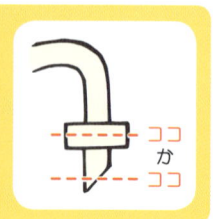

ココかココ

3 チャンバー上部，排液バックのエアフィルタの汚染の有無を確認します．

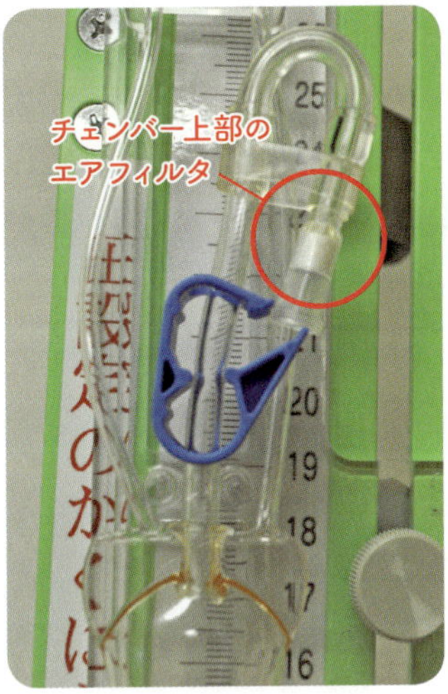

チャンバー上部の
エアフィルタ

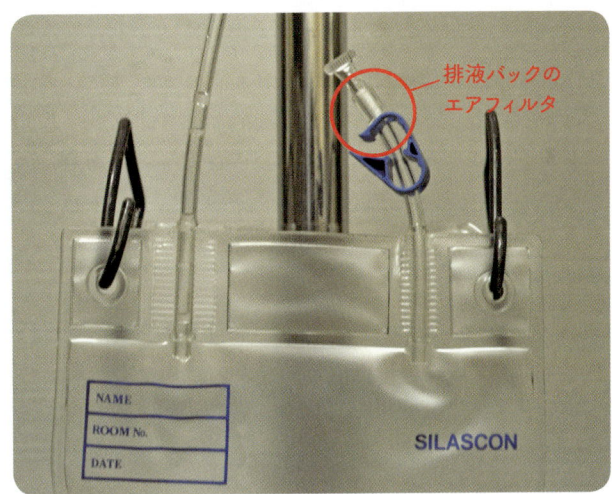

排液バックの
エアフィルタ

4 各クランプを （①→②→③→④）の順序で開放します．

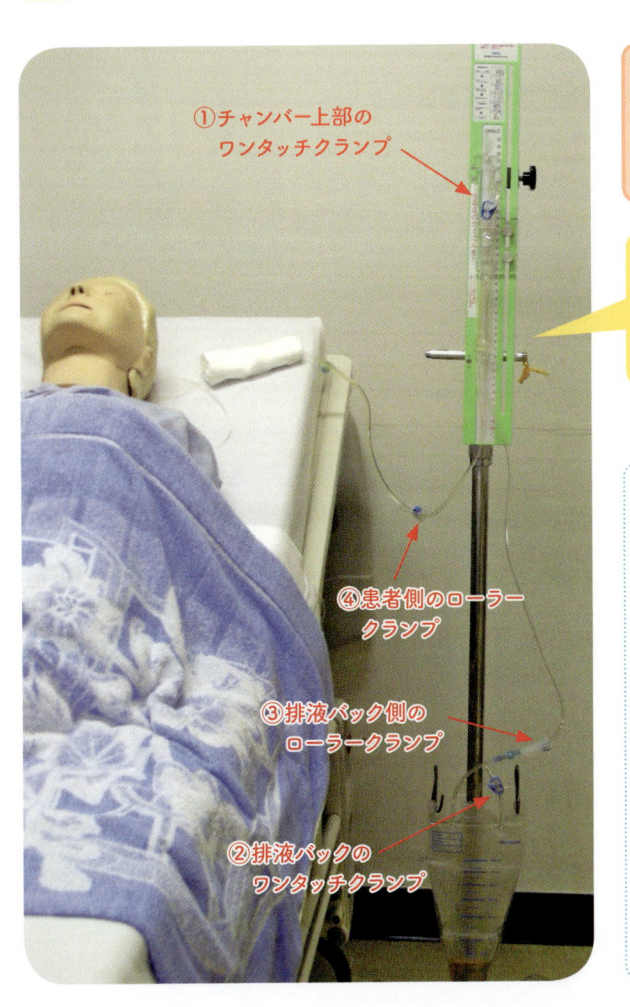

①チャンバー上部の
ワンタッチクランプ

④患者側のローラー
クランプ

③排液バック側の
ローラークランプ

②排液バックの
ワンタッチクランプ

なお，各クランプを閉鎖するときは，開放するときと逆の順序で行います（117ページ参照）．

ドレナージ回路を開放する場合は，<u>必ずチャンバー上部のワンタッチクランプが開放</u>されているか確認します．

> **ワンポイント**
>
> ● 適切な設定圧を維持することが重要です．とくに以下のことは，オーバードレナージを防ぐためにも大切です．
>   ① チャンバーが落下してしまわないようしっかり固定する．
>   ② 各クランプの開放を確認する．
>   ③ エアフィルタの汚染がないことを確認する．

第3章 部位別のドレーン管理の実際 C 脳室ドレナージ

3）体位の管理

- 脳室ドレナージ中など頭蓋内圧亢進症例では，頭部を30°程度に挙上・保持します．そのため，頭部を挙上している場合は，その状態で圧設定を行います．
- 体位変換時や体動などによる体位のずれが生じた場合は，0点（基準点）の位置が変化するため，そのつど圧設定を行います．0点（基準点）の位置が低くなると設定圧が高くなり，有効なドレナージができなくなります．また，0点（基準点）の位置が高くなると設定圧が低くなり，オーバードレナージになる危険性があります．

4）排液の観察

- ドレナージ中は，排液の性状や量，チャンバー細管内の髄液の拍動の有無などからドレナージ機能の評価や異常の有無を判断する必要があります．

①排液の性状

- 正常な髄液は無色透明です．そのため，血腫ではなく腫瘍などで通過障害が生じている場合の脳室ドレナージでは，排液は無色透明です．
- 一方，脳室内出血など髄液に血液が混入した場合は，血性の排液になります．
- この血性排液は，時間経過とともに血性度が低くなり，赤血球の溶血によって生じたキサントクロミーとよばれる黄色い排液に変化していきます（**右の写真**）．この色調変化は出血後3〜4日から始まり，2〜3週間ほど続きます．

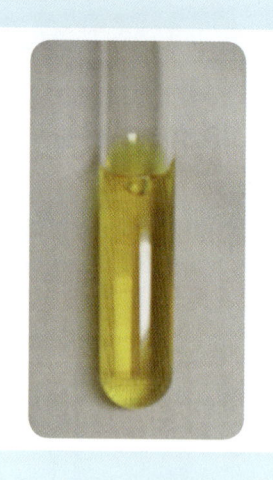

②排液の量

- 目的や病態によって異なるため，一概に基準値を示すことはむずかしいです．
- そこで，脳室ドレーンが留置されている側脳室の髄液量と，全体の髄液の産生量から20mL/時 前後を正常範囲と考えます．極端に20mL/時より多い（少ない）排液が続く場合は注意が必要です．

根拠　20mL/時はどこからきたの？

- 髄液は，産生・循環・吸収を絶えず繰り返し，成人では1時間に20mL/時ほどが生産されます．
- また，髄液の総量は約130〜150mLで，脳室やくも膜下腔の部位によって髄液量が異なり，側脳室には15mLほどの髄液があります．
- そのため，20mL/時前後の排液量を1つの基準と考えます．

部位	量
側脳室（左・右）	各15mL
第3〜第4脳室	5mL
頭蓋内くも膜下腔	25mL
脊髄くも膜下腔	75mL

5）拍動の確認

- チャンバー細管内の髄液は，心拍に同期して（タイミングを同じにして）拍動します．拍動がなくなった場合は，ドレーンの屈曲や閉塞，抜去を疑います．
- ドレーンの屈曲はないか，ドレーン内に浮遊物などの閉塞しそうなものはないか，刺入部のドレーンの固定位置がずれていないかを確認します．
- ドレーンの屈曲を解除しても拍動がない場合や，浮遊物によるドレーンの閉塞，ドレーンの固定位置のずれなどがある場合は，<u>ミルキングは行わず</u>，医師へ報告します．

> **ワンポイント**
>
> **脳室ドレーン・脳槽ドレーンはミルキングしてはいけません！**
> - 脳室・脳槽ドレーンの先端は，非常に脳実質に近い部位に位置しています．そのため，強くミルキングすると脳自体を傷付ける危険性があります．
> - また，ミルキングすることで髄液を急速に排出すること，ドレーン自体を破損させる危険性もあります．
> - 以上の理由から，脳室・脳槽ドレナージではむやみにミルキングしてはいけません．基本的にミルキングは医師が行います．

6）ドレーン刺入部の観察

- 刺入部の観察では，発赤や腫脹などの感染徴候や，刺入部からの出血，髄液の漏れがないかに注意して観察します．
- 髄液が漏れる場合は，ドレーンの閉塞や設定圧以上の頭蓋内圧亢進により有効なドレナージができていない可能性が考えられますので，すみやかに医師へ報告します．

3　脳室ドレナージの感染対策

1）ドレナージ回路

- ドレナージ回路内は無菌状態であり，ドレーンと回路の接続部である三方活栓や排液バック接続部を取り扱うときは清潔操作に注意する必要があります．とくに三方活栓部は清潔ガーゼで保護されているため，不必要に開けてはいけません．
- また，チャンバー上部や排液バックのエアフィルタの汚染は感染の原因になる危険性があります．移動時などは，チャンバー内に排液がたまっていないか確認し，ドレナージ回路の4つのクランプを閉め，チャンバー上部・排液バックのエアフィルタが汚染しないようにしてください．

2）ドレーン刺入部

- ドレーン刺入部の消毒については各施設のマニュアルに沿って行ってください．
- 当施設では，刺入部をドレッシング材で保護している場合は1週間に1回，ガーゼの場合は2日間に1回のペースで，10％ポビドンヨードで消毒します．

4　脳室ドレナージの合併症

- 脳室ドレナージ中は髄液の排出不足やオーバードレナージ，感染などさまざまな合併症を起こすことがあります（**下の表**）．
- そのため，排液の量や性状だけではなく，バイタルサインや頭痛・嘔吐・めまいといった頭蓋内圧亢進症状，意識レベルや瞳孔所見，運動機能などの神経学的徴候などの変化に注意して観察する必要があります．

	水頭症	低髄圧症候群	髄膜炎
原因	ドレーンの閉塞（髄液の排出不足）	オーバードレナージ	刺入部，接続部からの感染
症状	頭蓋内圧亢進症状：頭痛，嘔吐，めまい，意識障害，瞳孔変化，運動機能の低下など	頭痛，嘔吐，めまいなど	発熱，頭痛，意識障害，髄膜刺激症状など
対処	ドレーンの閉塞原因の除去 髄液の排出（圧設定を下げる）	圧設定を上げる	ドレーンの早期抜去 抗菌薬の投与

Column　オーバードレナージでは，硬膜下血腫になる？

- 髄液のオーバードレナージでは，低髄圧症候群になり，さまざまな症状が出現します．この症状は原因が除去され，低髄圧状態が改善されると消失します．
- しかし，急激な低髄圧状態になることや低髄圧状態が持続する場合では，硬膜下血腫や硬膜下水腫，脳出血を合併することがあります．
- 低髄圧状態では，頭蓋内の脳は自らの重量により小脳・脳幹への下方偏位が起こります．この下方偏位に伴い，硬膜にある静脈うっ血による硬膜下水腫や硬膜架橋静脈の伸展・破綻による硬膜下血腫を発症することがあります[1]．

1) Christoforidis GA, Mehta BA, Landi JL, et al : Spontaneous intracranial hypotension : report of four cases and review of the literature. Neuroradiology 40 (10) : 636-643, 1998

5 脳室ドレーンの抜去の判断

- 脳室ドレーンの抜去時期は，ドレナージする目的により異なります．
- 脳室内出血による血腫除去を目的とする場合は，ある程度の血腫が取り除かれれば抜去可能となります．
- また，非交通性水頭症では，水頭症を起こす原因となるものが除去され，水頭症が改善されたときが抜去のタイミングとなります．
- これらは神経学的徴候やCT所見から総合的に判断されます．

6 脳室ドレナージ中の移動時の管理方法

- CT検査などの移動時は，脳室ドレナージ回路のクランプをすべて閉鎖し，回路用ラックから回路を外します．当施設では，その外したドレナージ回路をガーゼなどで1つにまとめ，テープまたは鉗子などで，患者寝衣に固定して移動します．
- 移動の際は，ドレーン抜去やドレナージ回路のクランプ開閉忘れなどの事故発生リスクが高くなります．そのため，以下の点を2人以上で確認しながら行います．
  ①移動前：ドレナージ回路のクランプがすべて閉まっているか
  ②移動中：ドレーンが引っぱられていないか
  ③移動後（圧設定後）：ドレナージ回路のクランプを順序どおりにすべて開放したか，エアフィルタの汚染はないか，髄液の拍動はあるか

> **ワンポイント**
>
> **クランプの操作順序**
> - 検査移動時や，患者さんに力みや努責がかかるような処置のときには，一時的に回路のクランプを閉鎖します．この際には，順序が重要です．
> - クランプの閉鎖は，患者側のローラークランプから始め，④→③→②→①の順序で行います．クランプを開放するときには，閉鎖とは逆の，①→②→③→④の順序で開放します．
>
> **順序を誤ると危険なワケ**
> ・たとえば，①のエアフィルタのクランプが閉鎖された状態でほかのクランプを開放すると，サイフォンの原理によるオーバードレナージ（111ページコラム参照）をまねくおそれがあります．

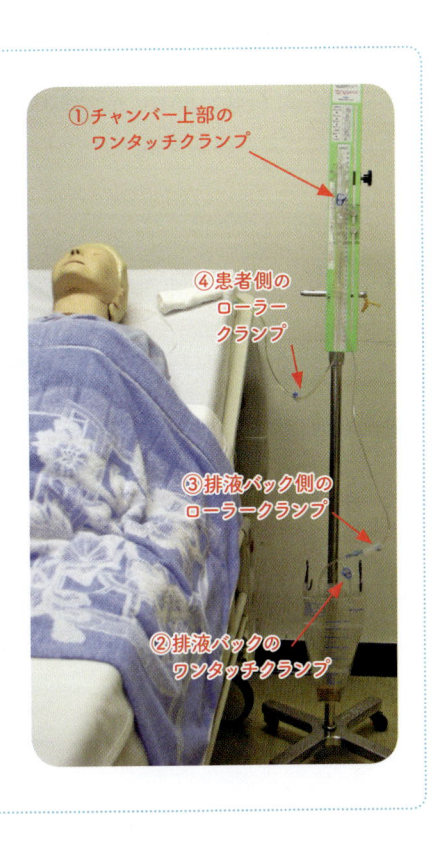

①チャンバー上部のワンタッチクランプ
④患者側のローラークランプ
③排液バッグ側のローラークランプ
②排液バッグのワンタッチクランプ

7 脳室ドレナージのトラブルシューティング

- 脳室ドレナージ，脳槽ドレナージ（122ページ），スパイナルドレナージ（129ページ）は，同じドレナージシステムを使用し，留置部位や目的も近いため，トラブル時の対応方法などは基本的に共通となります．
- そこで，この3つのドレナージにおけるトラブル時の対応方法は，本項でまとめて解説します．

1）ドレーンが完全抜去した!!

▌状況・起こりうる事態

- ドレーンの抜去事故はただちに生命にかかわります．また，頭蓋内圧亢進症状や水頭症を引き起こす可能性があります．

▌観察点

- 頭蓋内圧亢進症状である意識レベルの変化，頭痛・嘔吐の出現，瞳孔所見などに注意します．呼吸状態や循環動態の変化を経時的・継続的に，厳重に観察します．

▌対応方法

- まずは刺入部から髄液が漏れていないか確認し，清潔ガーゼなどで刺入部を圧迫します．そして，患者さんの神経学的徴候を観察するとともに，医師へすみやかに報告します．
- また，抜去されたドレーン先端の形状とドレーンの長さを確認し，ドレーンの先端が破損して脳内・くも膜下腔内に残されていないか調べます．スパイナルドレーンは脳室・脳槽ドレーンよりも細いため，とくに注意が必要です．
- 必要時には，医師の指示に基づきCT撮影や手術（再挿入）の準備を行います．脳室・脳槽ドレーンの抜去時は，代わりにスパイナルドレーンの挿入を行う場合もあります．

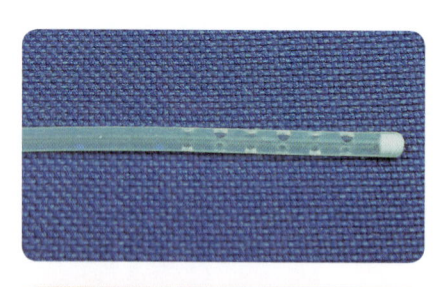

事故などによる予定外抜去があった場合に，脳内に先端が残っていないかわかるよう，ドレーンの先端の形状は知っておきましょう．

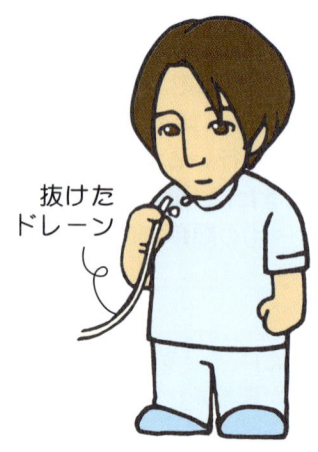

抜けたドレーン

2）ドレーンが完全には抜去されていないが留置位置がずれた !!

■ 状況・起こりうる事態
- 位置がずれることで，適切なドレナージが行われない可能性があります．

■ 観察点
- 頭蓋内圧亢進症状に注意し，呼吸状態や循環動態の変化を経時的・継続的に，厳重に観察します．

■ 対応方法
- まずはチャンバー細管内の拍動があるか確認します．また，刺入部からの髄液漏れがないか，どのくらい抜けているのか確認します．
- 刺入部からの髄液漏れがある場合は清潔ガーゼなどで圧迫を行い，患者さんの神経学的徴候を観察するとともに，医師へすみやかに報告します．

3）ドレナージ回路の接続が外れた !! 破損した !!

■ 状況・起こりうる事態
- ドレナージ回路の接続外れ・破損は，抜去事故と同様の事態につながります．

■ 観察点
- 頭蓋内圧亢進症状に注意し，呼吸状態や循環動態の変化を経時的・継続的に，厳重に観察します．

■ 対応方法
- 早急にドレーンを鉗子でクランプする（ドレーンが破損しないよう，ガーゼを巻いた上からクランプする）か，患者側のローラークランプよりも回路側での接続外れ・破損であれば患者側のローラークランプを閉鎖し，医師に報告します．
- 外れた接続部や破損部は，ガーゼなどで清潔に保持します．
- 回路の交換が行われるため，回路の準備も必要です．

4）ドレーンが閉塞した !! 閉塞した疑いがある !!

■ 状況・起こりうる事態
- ドレーンが閉塞し，髄液や血液が体外へ排出されない状態が続くと，頭蓋内圧亢進症状や水頭症を引き起こす可能性があります．

■ 観察点
- 頭蓋内圧亢進症状に注意し，呼吸状態や循環動態の変化を経時的・継続的に，厳重に観察します．

■ 対応方法
- 排液の性状の変化や浮遊物の有無，液面の拍動・移動を確認します．もし閉塞が疑われれば，ドレーンに屈曲がないか，三方活栓の向きが正しいか（このときガーゼは絶対に外してはいけません），各クランプが閉鎖されていないかなど，原因を探ります．原因が明らかにならない場合は，早急に医師に報告します．
- ドレナージの必要性が継続している場合は，医師によるドレナージ挿入位置の変更

（少し抜いたり）や，脳室・脳槽ドレナージでは抜去してスパイナルドレーンを挿入することがあります．

5）三方活栓部のガーゼが汚染されている!!

■ 状況・起こりうる事態
- 脳室ドレナージシステムは，髄膜炎予防のため閉鎖式回路となっています．三方活栓部の汚染があるということは，接続部のゆるみや破損による髄液漏れが原因と考えられます．外気と交通していることになり，細菌感染の可能性があります．また，オーバードレナージの危険性もあります．

■ 観察点
- 意識レベルの変化，頭痛・嘔吐の出現，瞳孔所見などに注意します．呼吸状態や循環動態の変化を経時的・継続的に，厳重に観察します．患者さんの自覚症状に注意します．

■ 対応方法
- まず三方活栓より患者側のドレーンを屈曲させ髄液の漏れを最小限にします．そして，すみやかに医師に報告します．
- なお，ガーゼ内の三方活栓は清潔部位であり，外すことで汚染を助長させるおそれがあるため，看護師の判断でガーゼを外してはいけません．

6）ドレーン刺入部から髄液が漏れている!!

■ 状況・起こりうる事態
- ドレーンの閉塞，血性髄液の粘稠度や浮遊物により流れにくい場合，患者さんの脳圧に対して設定圧の方が高い場合に，髄液の漏れが起きやすくなります．
- スパイナルドレナージでは，ドレーンが細いため，どこかで折れ曲がって流れが悪くなり，そのまま時間が経過したときに起きることがあります．

■ 観察点
- 刺入部の観察では，排液の漏れや発赤，腫脹などがないかどうかを確認します．とくに排液が漏れていると，髄液感染の原因になるので注意します．
- ドレナージ不十分による頭蓋内圧亢進症状が生じていないか観察します．

■ 対応方法
- 回路の閉塞がないか確認し，ドレーンの閉塞が疑われる場合や原因が明らかにならない場合には，早急に医師に報告します．

7）オーバードレナージが生じた!!

■ 状況・起こりうる事態
- オーバードレナージが起こると，低髄圧となるとともに，出血の助長を引き起こす可能性があります．

■ 観察点
- 低髄圧症や出血による痛みなどが考えられるため，排液量や性状を確認するとともに，患者さんの自覚症状の有無，バイタルサインなどの変化を観察していきます．

■ 対応方法
- チャンバーの落下やエアフィルタの閉塞，エアフィルタ部のクランプ開放忘れなどが原因に考えられます．早急に患者側のローラークランプを閉鎖して髄液の排出を止め，医師に報告します．

8）突然，新鮮血の髄液が流出してきた!!

■ 状況・起こりうる事態
- 脳出血の再出血や脳動脈瘤の再破裂，もしくはほかの部位の脳動脈瘤の破裂，くも膜下腔に貯留していた血性髄液の排出増加の可能性があります．新鮮血，勢いのある流出の場合，脳動脈瘤の破裂がもっとも考えられます．

■ 観察点
- 出血により頭蓋内圧亢進症状を起こす可能性がありますので，意識レベルの変化，頭痛・嘔吐の出現，瞳孔所見などに注意します．呼吸状態や循環動態の変化を経時的・継続的に，厳重に観察します．

■ 対応方法
- まず患者側のローラークランプを閉め，すみやかに医師へ報告します．緊急CT撮影を予測して準備します．急変時対応の準備も必要となる場合もあります．

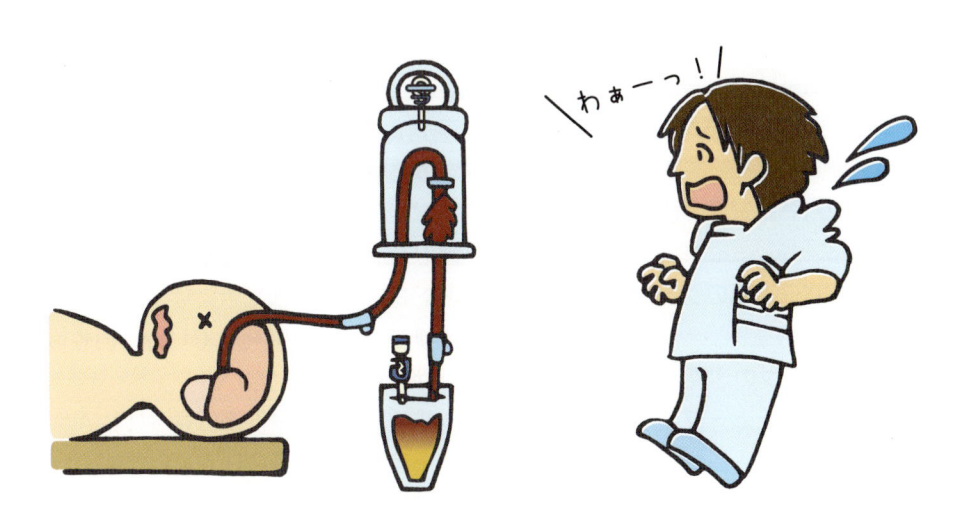

D 脳槽ドレナージ

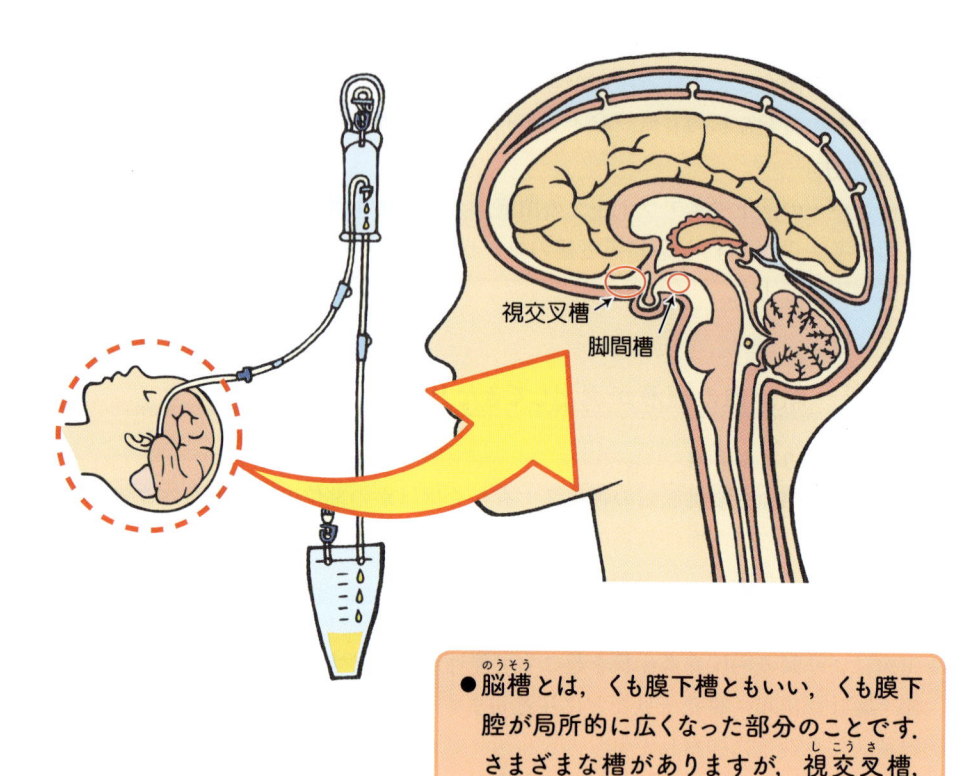

視交叉槽
脚間槽

- 脳槽とは，くも膜下槽ともいい，くも膜下腔が局所的に広くなった部分のことです．さまざまな槽がありますが，視交叉槽，脚間槽，脳底槽などにドレーンが留置されます．

看るべきところ

- ドレナージシステムの設定圧は正しいか
- チャンバー細管内の髄液に拍動はあるか
- チャンバー上部のクランプは開放されているか
- エアフィルタの汚染はないか
- ドレーン・チューブが屈曲・閉塞していないか
- ドレーンの固定位置にずれはないか，適切に固定されているか
- ドレーン固定部に皮膚障害はないか
- ドレーン刺入部に感染徴候はないか
- ドレーン刺入部に汚染はないか
- 排液の性状に変化はないか（血性度が高くなっていないか）
- 排液に浮遊物や混濁は見られないか
- 患者さんに頭蓋内圧亢進症状はないか

※看るべきところは基本的に脳室ドレナージと同じです．

1 脳槽ドレナージの目的と適応

- 脳槽ドレナージ（cistern drainage）の目的は，脳室ドレナージ同様に髄液の排出による頭蓋内圧コントロールと，くも膜下出血時の血腫除去，血性髄液の排出による脳血管攣縮の予防（128ページのコラム参照），血栓溶解薬の髄腔内投与です．
- 脳動脈瘤クリッピング術を行うくも膜下出血が適応になります．
- 脳動脈瘤クリッピング術後は，基本的に脳室ドレーン・脳槽ドレーンともに留置されます．

> **ワンポイント**
> - 全身麻酔下で行われるくも膜下出血の手術では，脳室ドレーン・脳槽ドレーンがともに留置されますが，手術をしない，もしくは大腿動脈からカテーテル挿入によるコイル塞栓が行われる症例では，場合によってスパイナルドレーン（129ページ参照）が留置されることがあります．

> **Column** くも膜下出血における脳動脈瘤クリッピング術後は，なぜ，脳室ドレナージも脳槽ドレナージも留置されるのか？
>
> - 脳室ドレナージも脳槽ドレナージも似たような目的がありますが，挿入部位が違うことで，特徴が異なります．
> - 脳室ドレナージの挿入部位は，髄液の産生がなされる部位であるため，頭蓋内圧のコントロールに優れます．しかし，くも膜下出血によるくも膜下腔内の血液・血腫を洗い流すには不十分です．
> - 一方，脳槽ドレナージは，くも膜下出血による血液・血腫が貯留しやすい脳槽に挿入されるため，脳室ドレナージに比べて血液・血腫を洗い流す機能が高く，脳血管攣縮（スパズム）の予防効果が高くなります（128ページのコラム参照）．
> - くも膜下出血では，髄液排出による頭蓋内圧コントロールも，血液・血腫除去による脳血管攣縮予防も，どちらも重要になります．
> - そのため，くも膜下出血における脳動脈瘤クリッピング術後は，髄液排出による頭蓋内圧コントロールを主な目的として脳室ドレナージが，脳槽内およびくも膜下腔内の血腫除去・血性髄液排出を主な目的として脳槽ドレナージが留置されます．

2 脳槽ドレナージの管理・観察のポイント

1）ドレナージ圧の設定

- 使用するドレナージ回路は脳室ドレナージと同じです（72 ページ参照）．圧設定の方法や圧設定時の注意点は脳室ドレナージと同じですので，脳室ドレナージの項目（107 ページ）を参照してください．
- 脳動脈瘤クリッピング術後は，脳室ドレナージ・脳槽ドレナージともに留置されますが，下の図のように，脳室ドレナージよりも脳槽ドレナージを低めに圧設定することで，脳槽ドレナージからの血腫・血性髄液の排出を促すことがあります（設定圧が低い方が排出されやすくなります）．

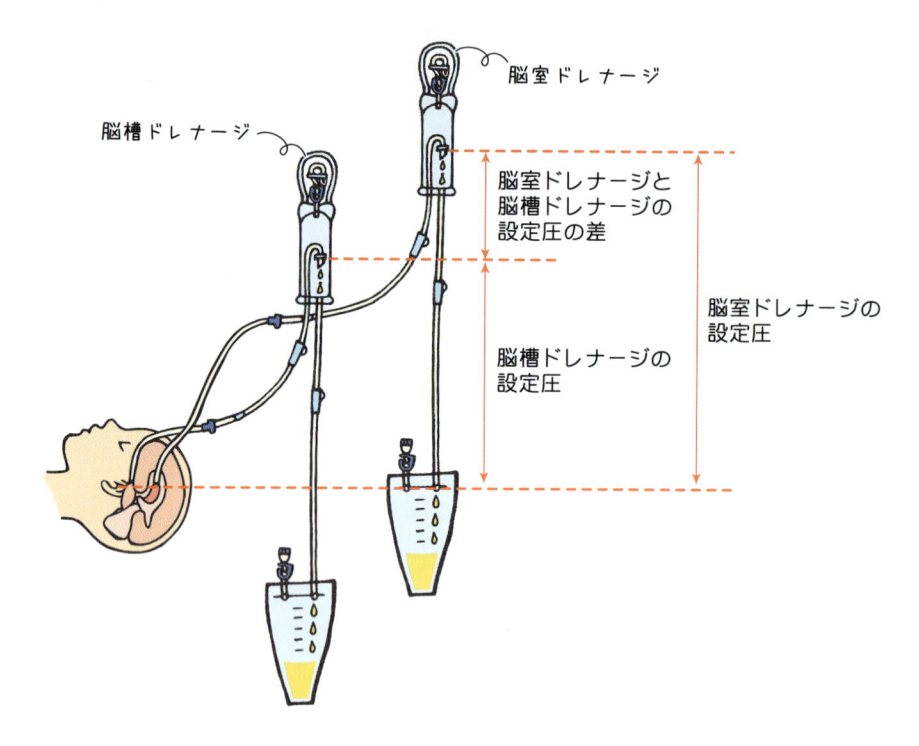

> **ワンポイント**
> - 脳室ドレナージと脳槽ドレナージは同じ回路を使用しますので，圧設定を行う際はドレナージの種類と設定圧を間違わないように注意してください．
> - 誤認予防として，ドレナージ回路・排液バックにドレナージの種類を明記する方法もあります．

2）ドレーンの固定方法

- ドレーンの固定方法は脳室ドレナージと同様です（110ページ参照）．

3）体位の管理

- 体位の管理については脳室ドレナージと同様です（114ページ参照）．

4）排液の観察

①排液の性状

- くも膜下出血は，脳動脈瘤破裂などによりくも膜下腔に出血します．そのため，髄液に血液が混入することで，血性髄液の排液を認めます．
- この血性髄液は時間経過とともに血性度が軽減されていき，赤血球の溶血によって生じたキサントクロミーとよばれる黄色い排液に変化していきます（**右の写真**）．この色調変化は出血後3～4日から始まり，2～3週間ほど続きます．
- 排液の粘稠度が高い場合はドレーンが閉塞する危険性があるので，チャンバー細管内の髄液の拍動がしっかりあるか，消失していないか観察する必要があります．

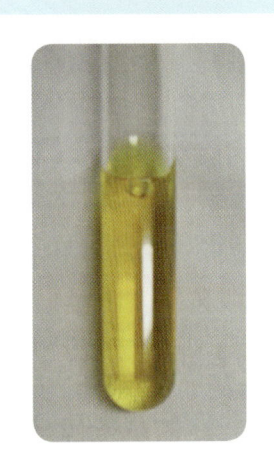

②排液の量

- 脳動脈瘤クリッピング術後は，基本的に脳室ドレーン・脳槽ドレーンともに留置されます（スパイナルドレーンも留置されている場合があります）．そのため，髄液産生量やくも膜下出血量の状態を考慮しながら，両方のドレナージの排液量を観察する必要があります．
- くも膜下腔内の血腫・血性髄液を排出させる目的で，脳室ドレナージより脳槽ドレナージの圧設定を低くする場合は，脳室ドレナージに比べ脳槽ドレナージからの排液量が多くなります．また，血栓溶解薬を注入するウロキナーゼ灌流療法を行う際は，灌流された薬液の量も排液量に含まれますので，注意が必要です．

> **ワンポイント**
> - 新鮮血が激しく流出してきたら再出血が考えられますので，早急に患者側のローラークランプを閉鎖して医師に報告します（121ページ参照）．

> **Column** そのほかの頭部のドレナージ
>
> - 脳室ドレナージ，脳槽ドレナージのほかに，頭部におけるドレナージには，硬膜下ドレナージ，硬膜外ドレナージ，皮下ドレナージなどがあります．
>
> （図：くも膜下腔／くも膜／硬膜／頭蓋骨／頭皮／硬膜下ドレーン／皮下ドレーン／硬膜外ドレーン／血腫）
>
> - 硬膜下ドレナージは，慢性硬膜下血腫の穿頭手術後に硬膜下（硬膜とくも膜の間）の血腫腔に挿入されます．
> - 硬膜外ドレナージは，開頭手術後などに硬膜外（硬膜と頭蓋骨の間）に挿入されます．
> - 皮下ドレナージは，開頭手術後などに皮下（頭蓋骨上）に挿入されます．
> - 各ドレナージとも自然圧で流出させます．手術後の洗浄液や血液，滲出液などが貯留しないように排出させることを目的とします．

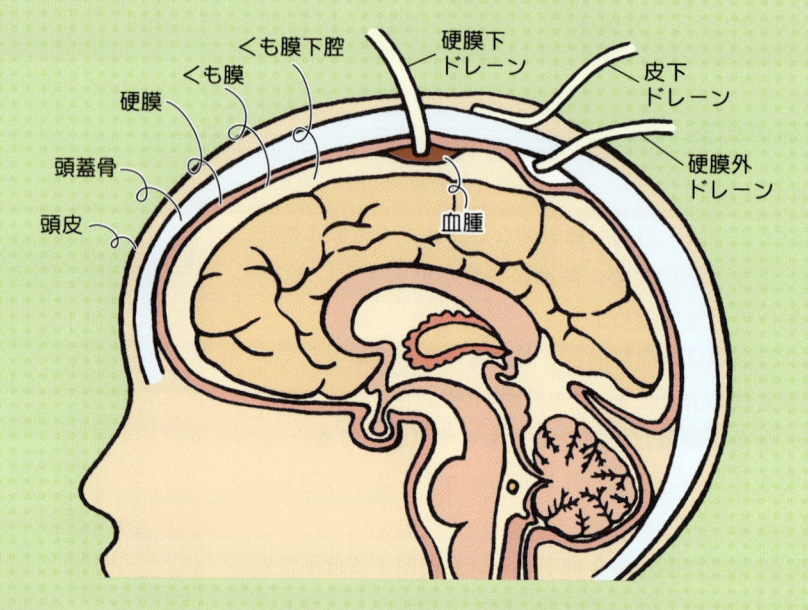

5）拍動の確認

- 拍動の確認については脳室ドレナージと同様です（115ページ参照）．
- 拍動がなく閉塞が疑われても，<u>ミルキングを行ってはいけない</u>ことは，とくに注意してください．

6）ドレーン刺入部の観察

- 刺入部の観察点は脳室ドレナージと同様です（115ページ参照）．
- 脳室ドレナージ・脳槽ドレナージともに留置されている場合は，お互いの刺入部が近いため，髄液が漏れる場合はどちらの刺入部からの漏れなのか，よく観察します．

3　脳槽ドレナージの感染対策

- 脳槽ドレナージの感染対策は，脳室ドレナージと同じです（115ページ参照）．

4　脳槽ドレナージの合併症

- 脳室ドレナージ同様，脳槽ドレナージでも髄液の排出不足やオーバードレナージ，感染などによりさまざまな合併症を起こすことがあるため，排液の量や性状だけではなく，バイタルサインや頭蓋内圧亢進症状，神経学的徴候などの変化に注意して観察する必要があります（116ページ参照）．
- とくにウロキナーゼ灌流療法など髄腔内に薬剤注入を行う際は，逆行性感染のリスクが高くなるため注意が必要です．

5　脳槽ドレーンの抜去の判断

- 脳槽ドレーンの抜去時期は，くも膜下腔内の血腫残存状況と脳血管攣縮の状態によります．そのため，神経学的徴候やCTなど各種検査所見から総合的に判断されます．

6　脳槽ドレナージ中の移動時の管理方法

- 脳槽ドレナージ中の移動時の管理方法は，脳室ドレナージの場合と同じです（117ページ参照）．

7　脳槽ドレナージのトラブルシューティング

- 脳槽ドレナージのトラブル事例とその対応方法は，基本的に脳室ドレナージの場合と同じです．脳槽ドレナージ特有の注意点も含めて，「脳室ドレナージのトラブルシューティング」（118～121ページ）で解説しています．

| Column | 脳血管攣縮の予防 |

- 脳血管攣縮（スパズム）とは，くも膜下出血発症後4～14日に脳血管が可逆的に細くなる病態です．この発生機序についてはさまざまな研究が行われていますが，いまだはっきりしていないのが現状です．
- しかし，くも膜下腔に出血した血液が分解され，さまざまな血管攣縮を引き起こす物質が産生されるため，血管が細くなることがわかってきました．また，脳血管攣縮の重症度とくも膜下腔内の血腫量には相関があると報告されています[1]．
- そのため，脳血管攣縮を引き起こす原因となる物質（脳槽内およびくも膜下腔内の血腫）を除去する目的で脳槽ドレナージが行われます．
- 脳血管攣縮の予測にはフィッシャー（Fisher）ら[2]のCT分類（下の表）が役立ちます．なお，くも膜下出血の重層度分類には，WFNS分類やハント＆ヘス（Hunt and Hess）分類，ハント＆コスニック（Hunt and Kosnik）分類などがあります．
- 脳血管攣縮予防に有効性があるものに，手術中の脳槽への遺伝子組換え組織型プラスミノゲン・アクチベータ（rt-PA：recombinant tissue-type plasminogen activator）の投与と，手術後の脳槽ドレナージによるウロキナーゼ灌流療法の報告があります[3]．
- 両者ともくも膜下腔内にある血腫を排出することを目的としています．後者のウロキナーゼ灌流療法はベッドサイドで行われ，脳室ドレナージから血栓溶解薬を注入して脳槽ドレナージより排出させるなど，さまざまな方法があります．
- 髄腔内に薬剤を注入するため，髄膜炎などの感染に注意が必要です．また，血栓溶解薬を注入する場合は頭蓋内出血に注意が必要です．

group1	血液が認められないもの
group2	血液は淡く，びまん性に存在するか，すべての垂直層（大脳縦裂，島回槽，および迂回槽）に1mm以下の薄い血液層を形成しているもの
group3	局所的に血塊があり，垂直層に1mm以上の血液層を形成しているもの
group4	くも膜下出血は淡いが，脳室または脳室内に血塊があるもの

フィッシャー（Fisher）分類

1) Weir B, Macdonald RL, Stoodley M：Etiology of cerebral vasospasm. Acta Neurochir Suppl 72：27-46, 1999
2) Fisher CM, Kistler JP, Davis JM：Relation of cerebral vasospasm to subarachnoid hemorrhage visualized by computerized tomographic scanning. Neurosurgery 6：1-9, 1980
3) Kodama N, Sasaki T, Kawakami M, Sato M, Asari J：Cisternal irrigation therapy with urokinase and ascorbic acid for prevention of vasospasm after aneurysmal subarachnoid hemorrhage. Outcome in 217 patients. Surg Neurol 53：110-118, 2000

E スパイナルドレナージ（腰椎ドレナージ）

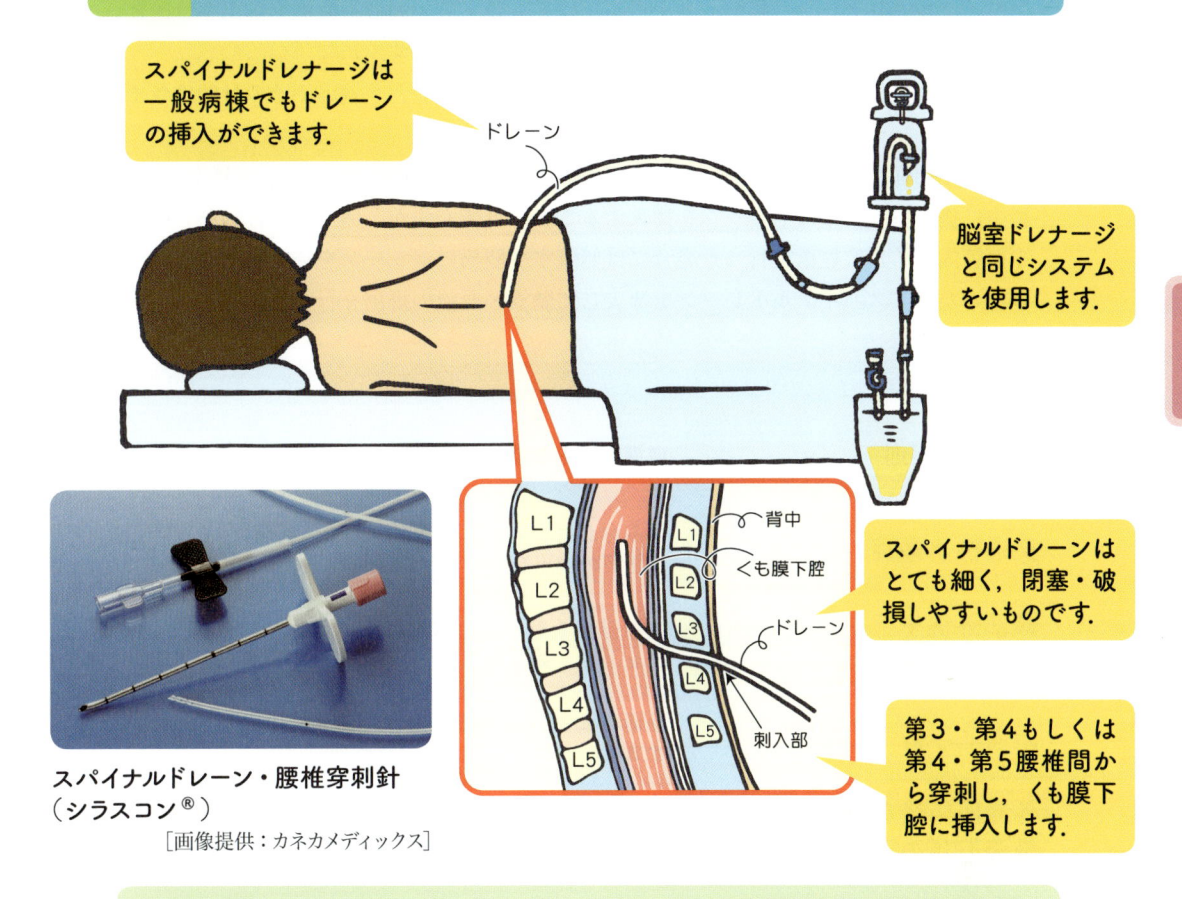

スパイナルドレナージは一般病棟でもドレーンの挿入ができます。

ドレーン

脳室ドレナージと同じシステムを使用します。

スパイナルドレーンはとても細く，閉塞・破損しやすいものです。

第3・第4もしくは第4・第5腰椎間から穿刺し，くも膜下腔に挿入します。

スパイナルドレーン・腰椎穿刺針（シラスコン®）

[画像提供：カネカメディックス]

背中
くも膜下腔
ドレーン
刺入部

看るべきところ

- チャンバー上部のエアフィルタが汚染されていないか
- ドレナージシステムのクランプは適切に操作されているか
- チャンバー細管内の髄液に拍動はあるか
- 排液バックが排液でいっぱいでチューブが引っぱられていないか
- ドレーン・チューブに屈曲やねじれ，圧迫がないか
- ドレーン・チューブは体位変換しても十分な長さがあるか
- ドレーンとチューブの接続部がゆるんでないか
- ドレーンに閉塞や破損がないか
- ドレーンの固定が確実に行われているか
- ドレーンの固定の縫合糸やテープのゆるみがないか
- ドレーンの固定位置にずれはないか
- ドレーン固定部に皮膚障害はないか
- ドレーン刺入部に感染徴候はないか
- ドレーン刺入部に出血や滲出液の漏れはないか
- 排液の量と性状に異常はないか
- 患者さんに頭蓋内圧亢進症状はないか

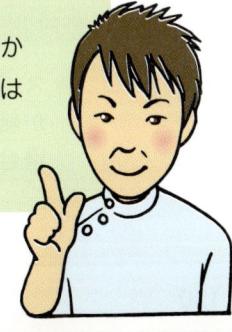

1 スパイナルドレナージの目的と適応

- スパイナルドレナージ（腰椎ドレナージ）はくも膜下腔の髄液や血液を排出を目的とし，腰椎のくも膜下腔にスパイナルドレーンが留置されます．
- くも膜下出血後の水頭症の治療・予防や，髄液漏の軽減など，適応やその目的はさまざまです．
- くも膜下出血で脳動脈瘤クリッピング術や開頭下での血腫除去術を行った場合には，術中に側脳室や脳槽にドレーンを挿入することが可能ですが，開頭術を行わない場合や血管内コイル塞栓術を行った場合には側脳室や脳槽にドレーンを挿入することができないため，スパイナルドレーンを挿入して髄液・血液の排出を行います．

適応	目的
くも膜下出血	血液や髄液を排出し，水頭症を予防する
交通性水頭症	すみやかにシャント手術が行えない場合に，一時的な髄液の排出を目的として行う
頭部外傷や下垂体腫瘍手術後の髄液漏	髄液排出を行うことで髄液漏を軽減させ，脳脊髄圧を下げ，漏孔の自然閉鎖を期待する
頭蓋底手術中の減圧	手術中に髄液を排出させ，髄液量をコントロールする
外減圧術後などの皮下の髄液貯留の予防，軽減	髄液量をコントロールすることで皮下の髄液貯留を防ぎ，皮下組織の圧迫を軽減する

> **ワンポイント**
> - スパイナルドレナージは，くも膜下出血や脳室内出血などの髄液循環障害による交通性水頭症（狭窄や閉塞がない水頭症）により，頭蓋内圧亢進症状をきたした場合は適応ですが，狭窄や閉塞といった通過障害による非交通性水頭症で脳室から腰椎くも膜下腔までの交通が保たれていない場合には，髄液の排出ができず脳ヘルニアを起こすおそれがあるので，適応ではありません．

> **ワンポイント**
> - スパイナルドレナージは，脳室・脳槽ドレナージに比べて使用するドレーンが細く髄液の排出量は多くないため，緊急で頭蓋内圧を下げる必要がある場合は脳室・脳槽ドレナージが行われます．

2　スパイナルドレナージの管理・観察のポイント

- 脳室ドレナージと同じドレナージシステムを用い，同じく髄液の排出が主な目的であるため，管理・観察においても，基本的には脳室ドレナージと同様です．圧の設定方法など，ドレナージシステムに関することは脳室ドレナージの項目を参照してください（107ページ）．

1) ドレーンの位置や固定方法

- ドレーンは腰椎から挿入するため，患者さんの体の下敷きになりやすいです．スパイナルドレーンは細く患者さんの下敷きになると閉塞・破損しやすいため，下敷きにならないようドレーンの位置や固定方法を工夫します．
- たとえば，ドレーンで直径5〜6cm程度のループを作って透明フィルム（またはガーゼ）で固定し，その後，脊柱に沿って首の付け根までテープで固定することで圧迫を予防します．首ではなく，腰から前方へ出す方法もあります．

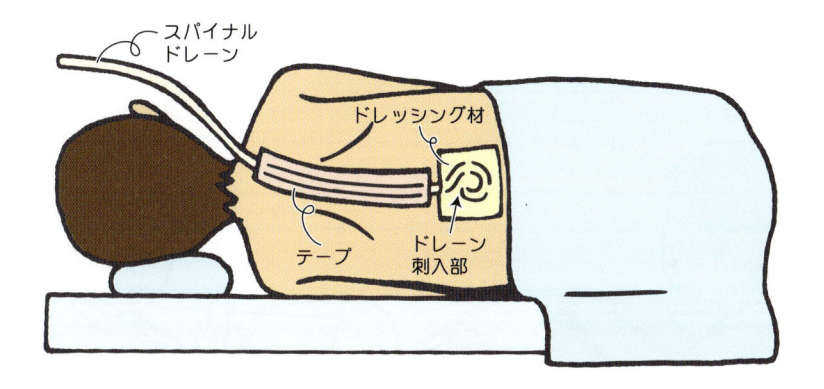

2) 拍動の有無

- チャンバー細管内の髄液の拍動の有無を確認しますが，スパイナルドレナージは脳室ドレナージに比べ拍動が弱く，確認がしにくいことに注意してください．

3) 排液の観察

①排液の性状

- くも膜下出血における血液の排出目的であれば血性の排液（時間の経過とともに黄色，そして最後は無色透明になる），水頭症などにおける髄液排出が目的であれば無色透明の排液です．
- 排液が無色から血性となれば出血が考えられます．バイタルサインと神経学的所見の変化を観察し，医師に報告します．

②排液の量
- 排液量は,ドレナージの目的や病態,出血の状況によって適正な量が異なるため,一概に基準値を示すことができません.医師に確認してください.
- 髄液排出を目的とする場合の観察ポイントは,脳室ドレナージと同様です(107ページ参照).

> **ワンポイント**
> - ドレーンを留置している場合,排液量が気になりますが,スパイナルドレナージは頭蓋内圧を管理することが重要な目的であるため,チャンバー細管内の液面の高さや血圧値を観察し,神経学的所見とともに頭蓋内環境が整っていることを確認することが重要です.

> **ワンポイント**
> - 脳室ドレナージと同様,スパイナルドレナージにおいても,排液量の減少や液面の拍動の消失がみられドレーンの閉塞が疑われた場合でも,ミルキングを行ってはいけません.ミルキングを行うことで高い陰圧が加わり,出血などを引き起こす可能性があります.また,スパイナルドレーンは細いため破損・切断のおそれもあります.

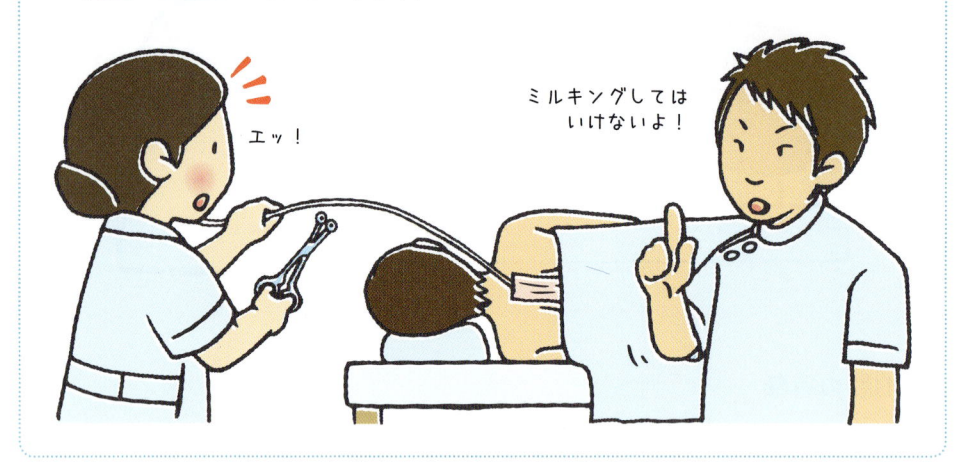

エッ！
ミルキングしてはいけないよ！

3 スパイナルドレナージの感染対策

- ドレーン刺入部より髄液の漏出が持続すると感染のリスクが高くなります.
- 刺入部のガーゼや透明フィルムなどを観察し,汚染されている場合は消毒し医師に報告します.
- また,刺入部だけでなく,チャンバー内壁の汚染や回路接続部からの漏れがないか観察します.回路の接続部から漏れがある場合は接続部が外れている可能性もあるため,一時的に患者側のローラークランプを閉鎖し医師に報告します.
- 感染が疑われた場合は,バイタルサインや神経学的所見も合わせて医師に報告します.

4 スパイナルドレナージの合併症

- 脳室ドレナージと同様に，髄液の排出不足による水頭症，オーバードレナージによる低髄圧症候群，逆行性感染による髄膜炎など，さまざまな合併症を起こすことがあります．そのため，排液の量や性状だけではなく，バイタルサインや頭痛，めまい，発熱，意識障害などの神経学的徴候に注意して観察する必要があります．
- また，腰椎くも膜下腔にドレーンを挿入するため，ドレーン自体が神経根に接触してしまうと，疼痛などの神経症状が出現します．神経症状が現れた場合は早急に医師に報告します．

5 スパイナルドレーンの抜去の判断

- 徐々に設定圧を上げる，またはドレーンを一定時間クランプすることで排出量を制限し，その後の変化をみます．その結果，意識レベルや神経学的所見，頭部 CT などの画像診断の結果などを総合的に判断し，水頭症の改善や状態の改善を確認し，ドレーンの必要性がないと判断されたら抜去となります．
- 髄液漏の場合は，1週間程度の安静の後，徐々に活動の制限をゆるめ，髄液漏が生じなければ抜去されます．

6 スパイナルドレナージ中の移動時の管理方法

- スパイナルドレナージ中の移動時の管理方法は，脳室ドレナージの場合と同じです．（117ページ参照）．

7 スパイナルドレナージのトラブルシューティング

- スパイナルドレナージのトラブル事例とその対応方法は，基本的に脳室ドレナージの場合と同じです．スパイナルドレナージ特有の注意点も含めて，「脳室ドレナージのトラブルシューティング」（118～121ページ）で解説しています．

F 腹腔ドレナージ

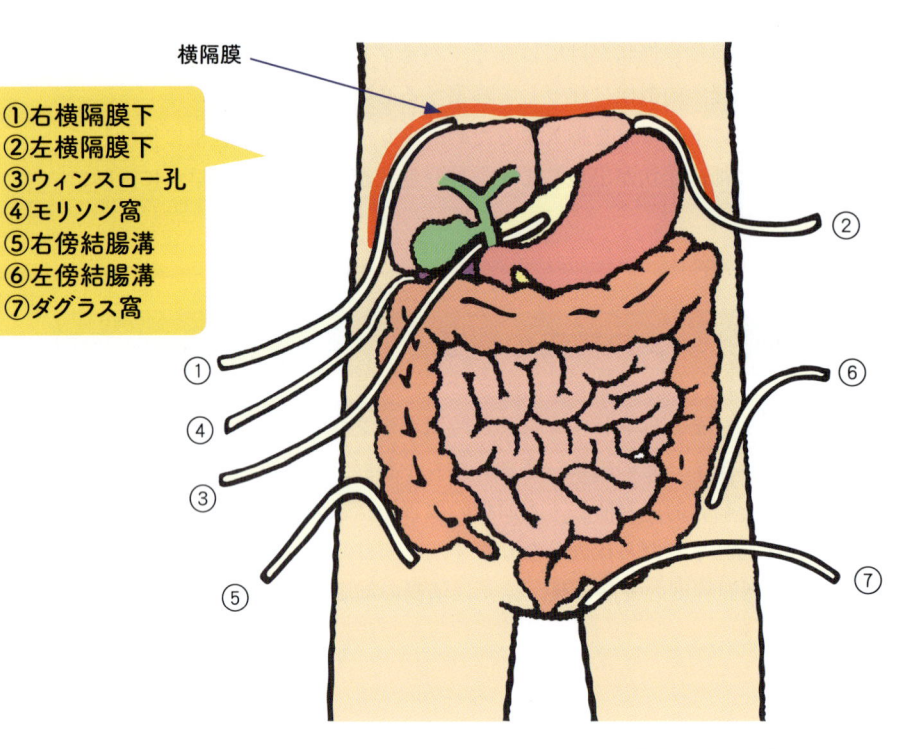

横隔膜

① 右横隔膜下
② 左横隔膜下
③ ウィンスロー孔
④ モリソン窩
⑤ 右傍結腸溝
⑥ 左傍結腸溝
⑦ ダグラス窩

- 腹腔とは腹壁に囲まれた腔で，上は横隔膜によって胸腔と隔てられ，下は骨盤腔（骨盤と骨盤隔膜で囲まれた腔）に続きます．
- ダグラス窩は，厳密には骨盤腔内ですが，本書では腹腔ドレナージに含めて解説しています．
- 腹腔ドレナージは開放式・自然圧で行われることもありますが，通常は閉鎖式・低圧持続吸引で行われます．とくに部位による違いはありません．

看るべきところ

- ドレーンの種類，留置部位と目的の確認
- ドレーン・チューブが屈曲・閉塞していないか
- ドレーンが適切に固定されているか，ずれていないか
- ドレーン固定部に皮膚障害はないか
- ドレーン刺入部から滲出液や血液などが漏れていないか
- ドレーン刺入部に感染徴候はないか
- きちんと排液されているか（ドレナージが有効か）
- 排液の色や性状，量は正常か，急な変化や増減はないか
- 患者さんに疼痛はないか，疼痛の程度はどうか
- 患者さんの表情や顔色の変化，バイタルサインなど，全身状態に異常はないか

| キーワード | ウィンスロー孔，モリソン窩，ダグラス窩 |

- ウィンスロー孔：胃・十二指腸と肝臓の間にある膜（小網）と胃の後方の腹膜に囲まれた腔を網嚢といいます．ウィンスロー孔は，小網の右端と肝臓の間の隙間で，網嚢への入り口です．網嚢孔ともいいます．
- モリソン窩：肝臓の右葉と右の腎臓の間の隙間のことです．肝腎陥凹（かんじんかんおう）ともいいます．通常は肝臓と腎臓がくっ付いていて隙間はありませんが，そこに液体が侵入・貯留することがあります．ドレーンを留置する場合は，右葉と右腎の間に差し込むように挿入します．
- ダグラス窩：直腸子宮窩ともいわれ，その名のとおり，直腸と子宮の間のくぼみで，腹腔から見てもっとも底の領域です．男性の場合は，直腸と膀胱の間のくぼみがもっとも底の領域となり，直腸膀胱窩といいます．直腸膀胱窩も含めてダグラス窩ドレナージということもあります．

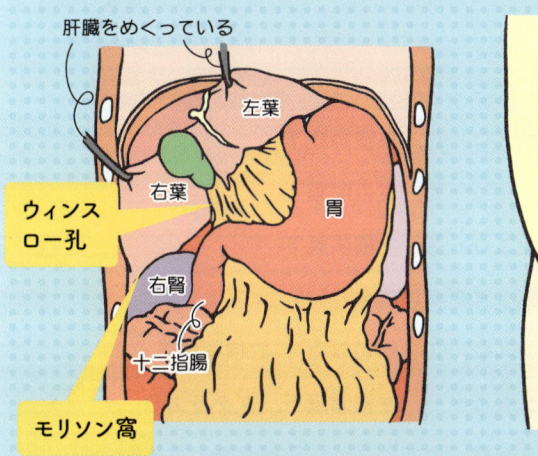

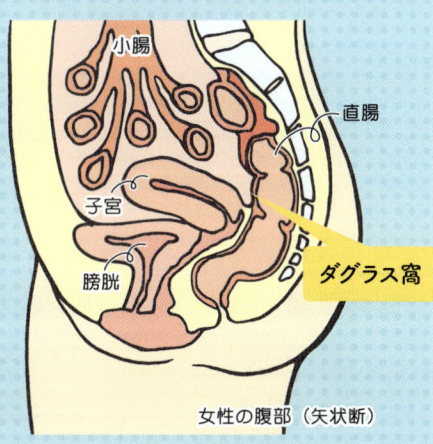

- ウィンスロー孔にドレーンを留置するのは，そこが孔になっていることでドレーンがずれにくく抜けにくいという理由からです．
- 先天的またはなんらかの理由でウィンスロー孔が開いていない場合は，モリソン窩にドレーンを留置することになります．

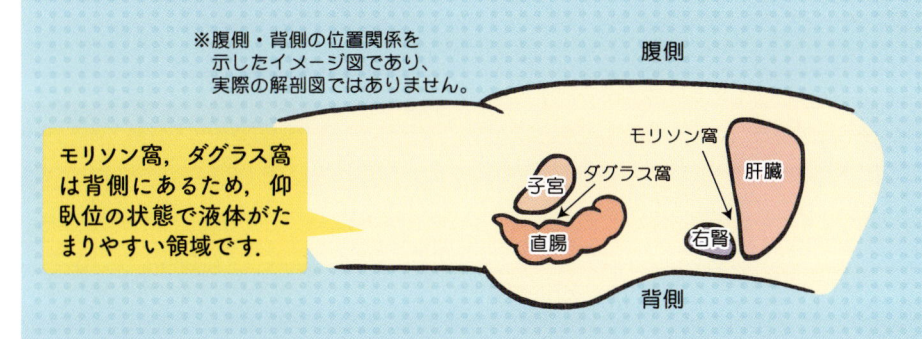

※腹側・背側の位置関係を示したイメージ図であり、実際の解剖図ではありません。

モリソン窩，ダグラス窩は背側にあるため，仰臥位の状態で液体がたまりやすい領域です．

1 腹腔ドレナージの目的と適応

● 腹腔ドレナージ（intraperitoneal drainage）は，腹腔内膿瘍や，消化管を中心とした手術後の滲出液・血液など，通常，腹腔内には存在しない異物の排出，観察のために行います．

> **腹腔ドレナージの目的**
> 1）治療目的：膿などの排出
> 2）予防目的：手術後の縫合不全などで腹腔内への出血，消化液の漏出などがあった場合の排出
> 3）情報目的：治療・予防のための排液量と性状の観察

● **下の表**に示すように，さまざまな手術に対して腹腔ドレナージが行われ，手術で侵襲を受けた部位や程度によってドレナージの目的・ドレーンの留置部位が異なります．

適応手術部位	ドレーン留置部位（一例）
胃（部分切除）	ウィンスロー孔，左横隔膜下
胃（全摘）	ウィンスロー孔，左横隔膜下
食道	ウィンスロー孔，左横隔膜下
直腸	骨盤腔（ダグラス窩含む）
肝（切除）	ウィンスロー孔（肝切離面），右横隔膜下
肝（移植）	ウィンスロー孔，左横隔膜下，ダグラス窩
胆嚢摘出	モリソン窩（ウィンスロー孔の場合もある）
膵頭十二指腸	ウィンスロー孔，膵前面
膵体尾部	ウィンスロー孔，左横隔膜下

2　腹腔ドレナージの管理・観察のポイント

- 低圧持続吸引システムに関する管理・観察のポイントは 99 〜 101 ページを参照してください．

1）ドレーンの固定の確認

- 初めに固定方法を確認します．縫合糸なのか，安全ピンなのか，また，治療のため意図的に固定しないこともときどきあります．
- ドレーン刺入部の固定がきちんと継続できているかを確認します．固定位置がずれていたり，固定テープが剥がれたりよれたりしていたら，固定し直します．
- 意図的に固定されていない場合は，挿入の深さが維持されているかとくに注意が必要です．マーキングなどで確認します．

2）ドレーン・排液バックの位置の管理

- ドレーンに適度なたわみがあり，テンションがかかっていないようにしておく必要があります．
- ドレーンの種類にもよりますが，排液バックが付いている場合は，原則，留置部より低い位置に設置する必要があります．
- ドレーンが患者さんの体や四肢の下敷きになっていないか，屈曲したり圧迫されたりしていないか確認します．

3）閉塞予防

- ドレーンが閉塞しないよう，適宜，ミルキングを行います．
- 体位変換時は，ドレーンが患者さんの下敷きにならないよう注意します．

4）排液の観察

①排液の性状

- それぞれのドレナージの目的によって正常か異常かは変わってきます．通常の腹腔内の手術では，術後すぐは淡血性から始まり淡黄色（漿液性）に変化するのが正常です．膿瘍の排膿が目的の場合は膿が排出されるのが正常です．
- 代表的な異常に，はっきりとした血性（術後出血や縫合不全などが原因），濃黄色（胆汁瘻が原因），白濁や赤ワイン色（膵液瘻が原因），排膿目的以外での膿性（感染・膿瘍などが原因）があります．

血性　淡血性　淡々血性　漿液性　淡黄色　濃黄色　赤ワイン色

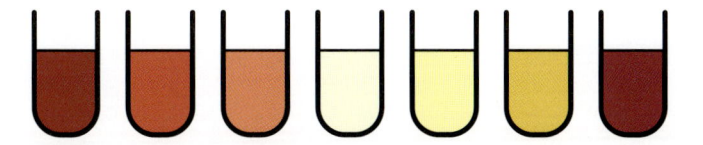

- 開放式ではとくに逆行性感染の可能性が高くなりますので，注意が必要です．
- さらに，排液はサラサラな漿液性であったり，ネットリとした粘稠性であったり，濃い血性で血塊があったり，浮遊物があったりします．
- 粘稠度が高かったり血塊があったりするとドレーン閉塞の原因になることがあります．排液として正常か異常かだけでなく，排液の性状から閉塞のリスクを把握しておく必要があります．
- ドレーン閉塞のリスクがある場合はミルキングをして閉塞を予防します．

②排液の量

- 排液はどのくらいの時間でどのくらいの量が排出されているかを経時的に観察します．排液量が徐々に減ってからドレーン抜去という流れになります．
- 急激な排液量の増加は，血性であればどこか別の部位の損傷や縫合不全によるものが考えられます．一方で，体位により急激に排液量が変化することもありますので，経時的な変化の中で，性状と量を合わせて判断することが重要です．
- 急激な排液量の減少はドレーンの閉塞も考えられます．

> **ワンポイント**
> - 留置してすぐでも，多量の排液があれば循環血液量減少性ショックを起こすこともありえますので注意してください．

5）ドレーン刺入部の観察

- ドレーン刺入部から滲出液や排液の漏れがないかを確認します．
- 消化液が刺入部から漏れて皮膚に損傷を与えることがあります．皮膚の発赤，感染やびらんの原因になります．ドレッシング材などを用いて皮膚表面を保護します．
- なお，消化液が刺入部から漏れているとき，消化液によっては腹腔内も損傷を受けていることがあることを理解しておく必要があります．

6）疼痛の有無と程度の確認

- 疼痛も経時的に観察していく必要があります．疼痛の有無や程度の確認には，評価スケールを用いる方法などがあります．くわしくは 35 ページを参照してください．

> **ワンポイント**
>
> ● ドレーンの管理・観察は，下のようなチェック表を使って確認するとよいでしょう．
>
> | 留意点 | 6月19日8時 | 16時 | 23時 |
> |---|---|---|---|
> | 留置部位/出口 | ウィンスロー孔 | 〃 | |
> | ドレーンの種類 | フラットドレーン＋リリアバック | 〃 | |
> | 排液の性状/量 | 淡血性 | 漿液性 | |
> | ドレーンの固定 | ずれなし | ずれなし | |
> | 刺入部からの漏れ | なし | なし | |
> | 皮膚の発赤 | なし | 軽度発赤あり | |
> | 疼痛の有無と程度 | なし | 体動時疼痛あり | |
> | 患者さんの体動 | 体動なし | 体動軽度あり | |

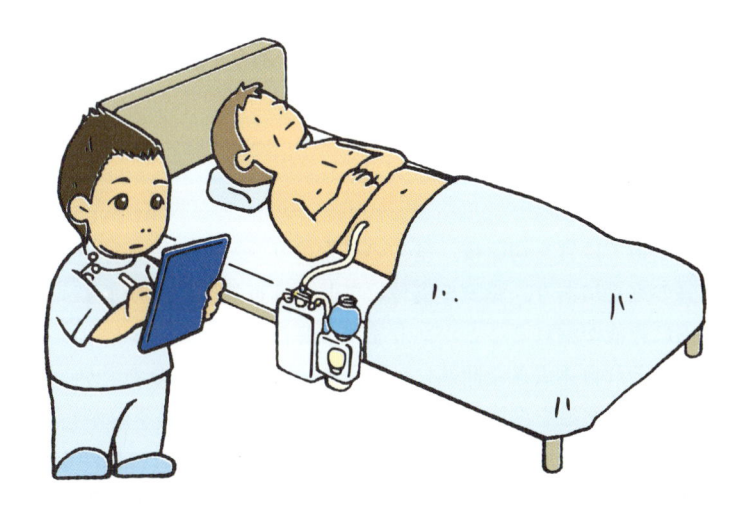

3　腹腔ドレナージの合併症

- 腹腔ドレーンは，術後出血や膿瘍，洗浄液の排液や，縫合不全，消化液の漏れなどの合併症の早期発見の目的で挿入されています．
- 合併症やトラブルを発見するためには，ドレーンだけでなく全身状態の変化と結び付けた観察とアセスメントが重要です．
    - 表情や顔色に変化はないか，疼痛や不快感はないか
    - バイタルサインに異常はないか，とくに頻呼吸やSpO_2の低下はみられないか
    - 冷汗はないか
    - チアノーゼはみられないか
    - 腹部膨満，腹痛，腸蠕動音の減弱や喪失はないか
    - 圧痛，反跳痛はないか（痛みを与える可能性があるので慎重に検討して行う）
- 手術部位・術式によって特徴的な合併症があるのでおさえておきましょう．

> **ワンポイント**
> - ドレーンの留置先が縫合部に近ければ，刺激となり縫合不全になることが考えられます．また，縫合部に近くない場合でも，留置先に対して物理的な損傷を与え，出血などを引き起こす場合があります．

1）胃切除術後の合併症

- 胃がんによる手術では胃を切除後，多くの場合にリンパ節郭清を行います．リンパ節の多くは膵臓の近くにあり，膵臓を傷付けてしまう可能性があります．膵臓を傷付けると，腹腔内に膵液が漏れることがあります（膵液瘻といいます）．
- 膵液の漏れは，それ自体大きな問題にはならないことも多いのですが，腸液などの消化液と混ざることで組織を融解する消化液になり，腹腔内組織を溶かし，膿瘍や出血，腹膜炎，縫合不全などの原因になります．よって，膵液の漏れには注意が必要です．
- 膵液瘻の確認には，排液のアミラーゼ値をチェックします．膵液が混じると排液のアミラーゼ値は高値となります．また，排液に酸っぱいにおいがあります．なお，排液の色は，白濁したり，胆汁と混じり淡黄色になったり，臓器の融解により血性になったりするため，色だけでは膵液瘻はわかりません．

2）肝切除術後の合併症

- もともと肝硬変を合併している場合が多く，易出血状態であると考えられます．術後出血に注意して観察します．また，胆汁瘻や膵液瘻の観察も同時に行います．
- 胆汁瘻（胆道の損傷などにより胆汁が腹腔内に漏れる病態）があると排液は濃黄色（胆汁様）となり，排液中のビリルビン値が高値となります．膵液瘻の確認は「1）胃切除術後の合併症」と同様です．

3）膵頭十二指腸切除術後の合併症

- 膵臓と胃もしくは空腸との縫合不全に注意が必要です．縫合不全があると膵液瘻が発生します．膵液瘻の確認は「1）胃切除術後の合併症」と同じです．

4　腹腔ドレナージの感染対策

- 米国疾病管理予防センター（CDC）の手術部位感染（SSI：surgical site infection）ガイドラインの中で，ドレーンを挿入する際は閉鎖式を選択し，留置期間は短い方が望ましいと提唱されています．
- 腹腔ドレナージにおける逆行性感染予防には，排液バックは挿入部より上にしない・床面に付けない，ドレーンが体の下などになり圧迫されることがないようにする，ということが基本になります．

5　腹腔ドレーンの抜去の判断

- 正常な場合，排液は淡血性から徐々に漿液性に変化していきます．量は徐々に減り，200mL/日以下が抜去の基準となります．
- 排液の量が増えた場合，原因として再出血や縫合不全などが考えられるため，色・性状の変化と合わせて考えます．色・性状が正常に変化していれば，排液量が多くても抜去となる可能性もあります．

> **ワンポイント**
> - 1つの例として，肝切除術においては排液の量が多くても術後4日目以内に抜去してもよいのではないかという研究結果も出ています[1]．この研究から，ドレーン抜去の検討は性状に注意して行う必要があると考えられます．
>
> 1）松田常美，竹村茂一，大場一輝ほか：肝切除における腹腔ドレーン抜去時期に関する検討．日本消化器外科学会雑誌43（12）：1197-1204，2010

6　腹腔ドレナージ中の移動時の管理方法

- 誤抜去，疼痛の予防のために，ドレーンができるだけ動かないように固定を確認します．また，術後の早期離床を進めるうえでも，排液バックは収納できる袋があるとよいと考えます．
- 逆行性感染予防のため，排液バックの位置は刺入部より高くならないよう注意します．
- 排液バックを常に刺入部より低くしておける状況であれば，移動中のドレーンのクランプは必要ありません．

7 腹腔ドレナージのトラブルシューティング

1) ドレーンが完全抜去した!!

■ 状況・起こりうる事態
- 脳室ドレナージや胸腔ドレナージの抜去と比較すると，緊急度は高くはありません．

■ 観察点
- 刺入部や周囲を観察します．抜去後すぐに症状が出現する可能性は低いですが，腹部症状や感染の徴候などは観察していきます．

■ 対応方法
- 医師に報告します．腹腔ドレナージでは，治療目的ではないドレーンの場合は再留置しないことがほとんどです．再留置する場合は，X線透視下，もしくはエコー下で行います．

2) ドレナージ回路の接続が外れた!!

■ 状況・起こりうる事態
- 脳室ドレナージや胸腔ドレナージの回路の外れと比較すると，緊急度は高くはありません．

■ 観察点
- 回路の外れ直後に症状が出現する可能性は低いですが，ドレナージ再開後の排液状況を観察します．腹部症状は継続的に観察していきます．

■ 対応方法
- まずドレーンをクランプし，接続部を消毒して再接続し，クランプを解除します．低圧持続吸引では，再接続後に陰圧が効いているかを確認します．接続が外れたことにより逆行性感染のリスクが高くなることに注意しましょう．

3) 開放式ドレーン（ペンローズドレーンなど）が埋没した!!

■ 状況・起こりうる事態
- 不適切な位置へのドレーン留置や，不適切な埋没予防が原因となります．

■ 観察点
- ドレーン刺入部を観察し，患者さんの自覚症状に注意します．

■ 対応方法
- ドレーンが刺入部から見えているときはペアンなどでドレーンを挟み，無理なく引き出せる場合は元の位置まで引き出します．引き出せないときは，挟んだ状態でそれ以上体内に埋没しないよう保持して医師に報告します．
- ドレーンが見えない場合には，早急に医師に報告し対処します．

4）排液が濃い血性となり量が増えた!!

■ 状況・起こりうる事態
- 腹腔内で出血すると鮮血色となります．ドレーンが挿入されている部位によって性状や量は異なりますが，目安として1時間あたり100mL以上の新鮮血が2時間以上持続する場合や，急激な排液量の増加は，術後出血を疑います．

■ 観察点
- バイタルサインを測定し，血圧低下や意識レベルの低下など循環動態を観察します．

■ 対応方法
- 再手術になる可能性があるので早急に医師に報告します．

5）排液に浮遊物が混ざり，白っぽく混濁してきた!!

■ 状況・起こりうる事態
- 排液の白濁・黄濁や浮遊物が多いときは，縫合不全や感染の可能性があります．

■ 観察点
- 排液の臭気や，刺入部の皮膚の発赤がないか注意します．
- バイタルサインを測定して発熱，血圧低下などがないかを確認します．

■ 対応方法
- 医師に報告します．縫合不全であれば絶食になることも考えられます．感染であればドレナージが基本となるため，積極的なドレナージが必要になります．

6）漿液性の排液から酸っぱいにおいがする!!

■ 状況・起こりうる事態
- 淡褐色（薄茶色）の滲出液の場合は膵液の漏れ（膵液瘻）を疑います．膵液が漏れると出血のリスクが高くなります．

■ 観察点
- 腹部症状を観察します．

■ 対応方法
- 医師に報告し排液のアミラーゼ値を検査します．高値の場合は膵液瘻と考えられます．合併症を防ぐため，ドレーンを通して腹腔内を生理食塩液で洗浄することもあります．

7）突然排液がなくなった!!

■ 状況・起こりうる事態
- ドレーンの閉塞や屈曲，ドレーンの先端が組織により塞がっていることなど原因に考えられます．ドレナージ不良により，腹部症状を生じる可能性があります．

■ 観察点
- 腹部症状の出現などを観察します．

■ 対応方法
- まずはミルキングを行います．閉塞したままの場合や，流れが悪い場合は医師に報告します．ドレーンの交換や抜去が検討されます．

G 胆道ドレナージ

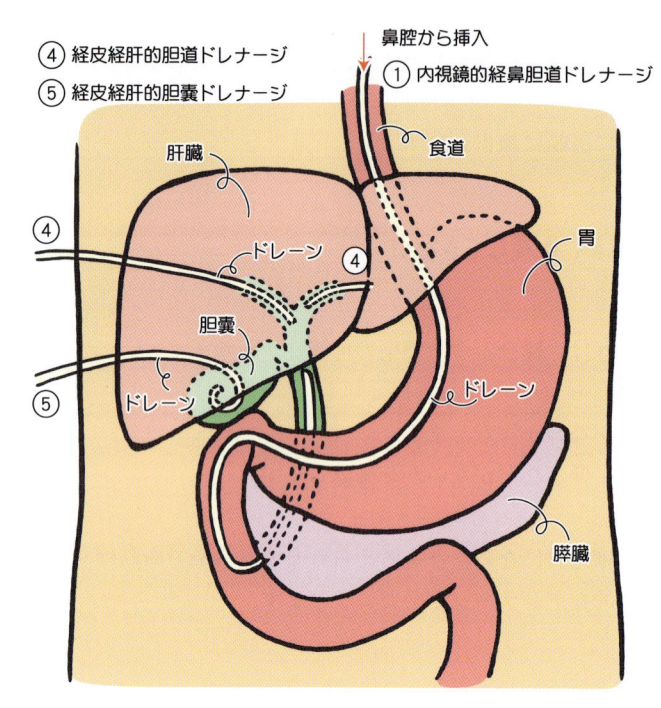

④ 経皮経肝的胆道ドレナージ
⑤ 経皮経肝胆嚢ドレナージ
鼻腔から挿入
① 内視鏡的経鼻胆道ドレナージ

肝臓
食道
ドレーン
④
胃
胆嚢
⑤
ドレーン
ドレーン
膵臓

胆道ドレナージは，狭窄した胆道付近にドレーンやステントを留置し，うっ滞した胆汁を体外や体内に排出します．

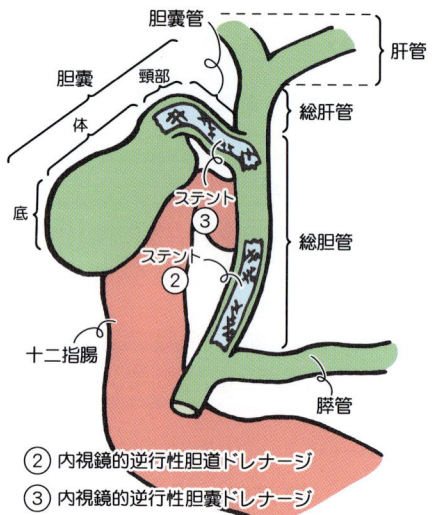

胆嚢管
胆嚢　頸部
肝管
体
総肝管
底
ステント
③
総胆管
ステント
②
十二指腸
膵管

② 内視鏡的逆行性胆道ドレナージ
③ 内視鏡的逆行性胆嚢ドレナージ

- 胆嚢，胆管，肝管など，肝臓と十二指腸の間にある胆汁の排泄路全体を胆道といいます．胆管系ともいいます．
- 胆汁は肝臓で生成されます．
- 胆汁は，一部は肝臓から肝管〜総肝管〜総胆管を通ってそのまま十二指腸に排出され，一部は胆嚢に貯蔵・濃縮されます．
- 胆嚢は，食物が腸内に入ると，貯蔵していた胆汁を胆嚢管〜総胆管を通して十二指腸に排出します．

看るべきところ

- ドレーンの固定位置にずれはないか
- ドレーン固定部に皮膚障害はないか
- ドレーン刺入部に感染徴候はないか
- 排液の性状や量に異常はないか
- 排液が血性でないか，血性度の増強がないか
- 患者さんに腹部症状はないか（腹痛，腹満，緊満など）
- 患者さんの黄疸の状況はどうか

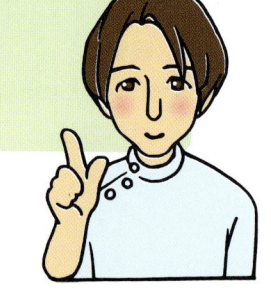

1 胆道ドレナージの目的と適応，種類

1) 目的と適応

- 胆道ドレナージ（biliary drainage）は，急性胆管炎に対する感染性の胆汁の排出や，胆汁うっ滞による閉塞性黄疸に対する減黄のために行います．
- 急性胆管炎，急性胆嚢炎，胆石や悪性腫瘍による閉塞性黄疸が適応です．

2) 種類

- 胆道ドレナージは術式によって名称が異なり，内視鏡を用いて鼻腔・口腔から消化管を通してドレーンを体内に挿入・留置する「内視鏡的ドレナージ」と，外皮から穿刺してドレーンを挿入・留置する「経皮経肝的ドレナージ」に大別されます．さらに，留置部位などによっていくつか細かく分けられます（下の表）．
- 通常は内視鏡的ドレナージが選択されますが，内視鏡が十二指腸乳頭に届かない場合や胆石にさえぎられ胆嚢にアクセスできない場合，複数の胆管のドレナージが必要な場合には，経皮経肝的ドレナージが選択されます．
- 胆道ドレナージは，すべて自然圧ドレナージです．

	ドレナージ	挿入・留置方法
内視鏡的ドレナージ	①内視鏡的経鼻胆道ドレナージ（ENBD）endoscopic naso-biliary drainage	狭窄部よりも肝臓側の胆道内にドレーン先端を挿入・留置し，ドレーンは鼻腔から体外へと出て排液バックに接続されます．
	②内視鏡的逆行性胆道ドレナージ（ERBD）endoscopic retrograde biliary drainage	総胆管の狭窄部・閉塞部にプラスチック製のチューブステントもしくは金属製のメタリックステントを留置します．体外にドレーンは出ていません．
	③内視鏡的逆行性胆嚢ドレナージ（ERGBD）endoscopic retrograde gallbladder drainage	ERBDと同様，胆嚢頸部・胆嚢管から総胆管の狭窄部・閉塞部にステントを留置します．体外にドレーンは出ていません．
経皮経肝的ドレナージ	④経皮経肝的胆道ドレナージ（PTBD）percutaneous transhepatic biliary drainage	体外から直接，肝内胆管にドレーンを挿入・留置します．ドレーンは排液バックに接続されます．
	⑤経皮経肝的胆嚢ドレナージ（PTGBD）percutaneous transhepatic gallbladder drainage	PTBD同様，体外から直接，胆嚢内にドレーンを挿入・留置します．ドレーンは排液バックに接続されます．

> **ワンポイント**
> - ERBDやERGBDは，体外にドレーンが出ていませんが，管状のステントを用いて胆道にたまっている胆汁を十二指腸へと排出しているという点で，ドレナージの一種（体内ドレナージ）といえます．

| Column | 胆道ドレナージの挿入方法 |

- 内視鏡的ドレナージは，逆行性膵管胆管造影（ERCP：endoscopic retrograde cholangio pancreatography）に引き続き行われます．また，状況により内視鏡的乳頭括約筋切開術（EST：endoscopic sphincterotomy）を同時に行うことがあります．
- 経皮経肝的ドレナージは，超音波ガイド下に，経皮的・経肝的に穿刺針を肝内胆管に穿刺します．その後，胆汁の逆流確認・胆管造影後にX線透視下でドレーンを留置します．

内視鏡的経鼻胆道ドレナージ（ENBD）の挿入方法

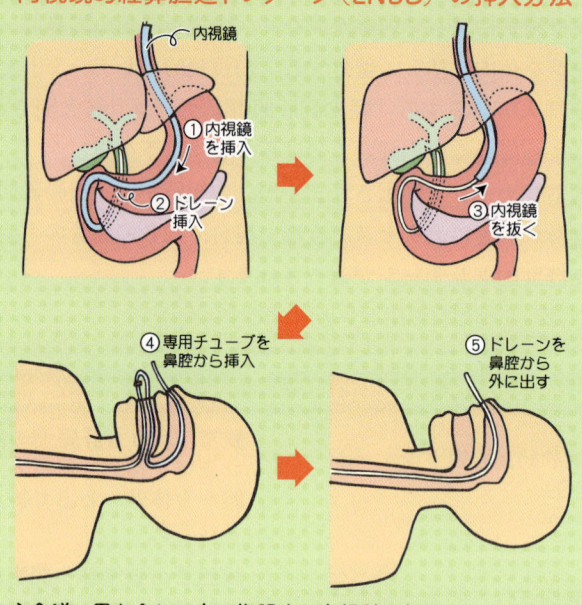

①口腔から食道〜胃を介し，十二指腸まで内視鏡を挿入し，そこからガイドワイヤーを通し，ドレーンを挿入します（ERBDの場合は，ステントを留置します）．
※狭窄部よりも肝臓側の胆管内に先端を留置します．
②留置したドレーンの位置がずれないように，内視鏡を抜いていきます．
③専用チューブを鼻腔から挿入して口腔から体外に出し，ドレーンに接続後，鼻腔側から引いて，ドレーンを鼻腔より出します．

経皮経肝的胆道ドレナージ（PTBD）の挿入方法

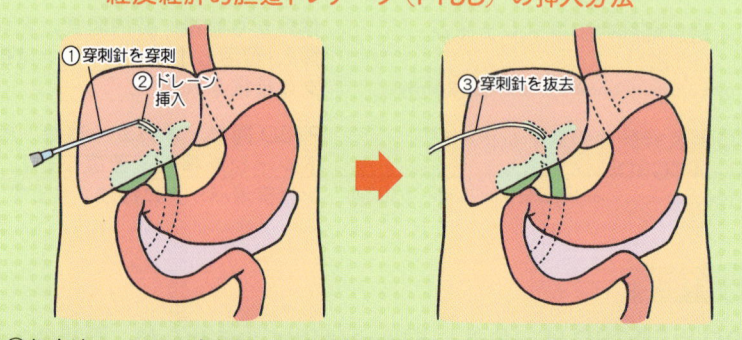

①超音波ガイド下に穿刺針を肝内胆管に穿刺します（PTGBDの場合は，胆嚢に穿刺します）．
②ガイドワイヤーを通し，ドレーンを挿入します．
③穿刺針・ガイドワイヤーを抜去し，ドレーンを留置します．

2 胆道ドレナージの管理・観察のポイント

1) ドレーン固定方法と固定部・刺入部の管理・観察

①内視鏡的経鼻胆道ドレナージ（ENBD）

- ドレーンの固定位置にずれがないか確認し，鼻翼・鼻梁（鼻筋）にテープで固定します．固定位置の確認は，ドレーンに明記されている長さ（cm）やドレーンにマーキングするなどして行います．次に，ゆとりをもたせて頬に固定します．
- テープによるびらん予防のため，皮膚被膜剤スプレーを使用することもあります．
- 貯留した排液の逆流に伴う逆行性感染を生じる危険性がありますので，体動や移動時に排液バックが鼻腔よりも高くならないよう注意します．

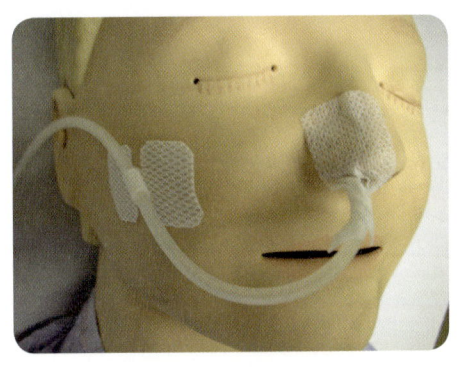

ENBDの固定方法

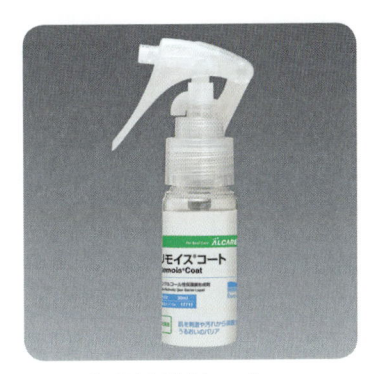

皮膚被膜剤スプレー
［画像提供：アルケア］

> **ワンポイント**
> - ドレーンを鼻翼・鼻梁に固定するため，不快感が強く，引っぱって抜いてしまう（予定外抜去）危険性があります．完全に抜去されなくても，胆管内に留置されたドレーン先端が腸管内に脱落すると，有効なドレナージができなくなります．これは体動によっても起きえます．
> - そのため，患者さんにドレナージの必要性を説明し，予定外抜去に注意するとともに，ドレーンの固定位置にずれがないか，胆汁がドレナージされているかなどを観察する必要があります．

②内視鏡的逆行性胆道ドレナージ（ERBD），内視鏡的逆行性胆嚢ドレナージ（ERGBD）

- 狭窄部に直接的にチューブもしくはステントを留置し，体内にドレナージしているため，体外からはドレーンの固定状態などを確認することができません．
- 効果的にドレナージできているかは，臨床症状や各種検査データより評価する必要があります．

> **ワンポイント**
> - 留置されたステントの閉塞や自然脱落などにより，有効にドレナージができなくなる場合があります．また，ステント留置によって逆行性感染による胆管炎をきたす危険性がありますので，臨床症状や各種検査データに注意してください．

③経皮経肝的胆道ドレナージ（PTBD），経皮経肝的胆嚢ドレナージ（PTGBD）

- 刺入部は縫合糸で固定されており，透明フィルムやガーゼで保護します．保護された部位より出たドレーンは，ループを作り余裕をもたせ固定します．
- ドレーンの固定位置にずれがないか，刺入部に発赤や腫脹などの感染徴候や出血がないか観察します．
- ENBDと同様に，貯留した排液の逆流に伴う逆行性感染を生じる危険性がありますので，体動や移動時に排液バックがドレーン刺入部よりも高くならないよう注意します．
- また，ENBD同様，自己抜去や体動によるドレーン固定位置のずれに注意が必要です．

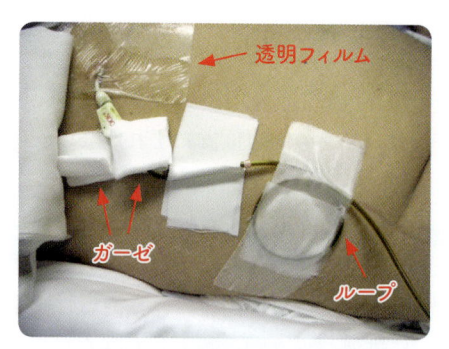

PTBD，PTGBDの固定方法

2）排液の観察

①排液の性状

- 胆汁は黄褐色で粘稠性の液体です．ドレナージされた排液は時間が経つと緑色に変化します．感染を生じている場合は緑色の混濁した胆汁が排出されます．

> **根拠**
> ・胆汁の黄褐色はビリルビンによるものです．ビリルビンは，ヘモグロビンの代謝分解物質として血中に存在し，肝臓で胆汁中に分泌され，胆汁に色調を与えます．
> ・胆汁は胆嚢から排出されると腸内細菌により酸化されるため緑色を呈します．ドレナージされた排液が時間経過とともに黄色から緑色に変色する理由も酸化によるものです．

- 経皮経肝的胆道ドレナージ（PTBD），経皮経肝的胆嚢ドレナージ（PTGBD）では，穿刺に伴う出血が胆汁に混入することがあります．通常の穿刺に伴うものであれば，時間経過とともに血液混入は軽減・消失します．しかし，持続する血液混入や血性度が高くなる場合は，肝動脈や門脈などの血管損傷が考えられますので，医師へ報告してください．

②排液の量

- 肝臓から分泌される胆汁の1日量は，成人で約600mLであり，そのうち450mLは肝細胞から，残り150mLは胆管から分泌されます．分泌された胆汁は濃縮され，20〜50mLが胆嚢に貯蔵されます．
- ドレナージされる胆汁の量については，生理的な胆汁の分泌量や臨床症状・各種検査データより総合的に評価する必要があります．
- しかし，急な排出量の低下は，ドレーンの脱落や閉塞，ドレーンの屈曲などが原因に考えられますので，排液量の変化に注意してください．

3 胆道ドレナージの感染対策

1）ドレナージ回路・排液バック

- 内視鏡的経鼻胆道ドレナージ（ENBD），経皮経肝的胆道ドレナージ（PTBD），経皮経肝的胆嚢ドレナージ（PTGBD）は体外の排液バックに排出されます．排液の廃棄時は，ドレナージ回路と排液バックの接続部を清潔操作で取り扱います．
- 接続部の消毒には，一般的に0.5％を超える濃度のクロルヘキシジンアルコールを用います．クロルヘキシジンが禁忌の場合は，ヨードチンキ，ヨードホールまたは70％アルコールで代用します．実際には，各施設のマニュアルに沿って行ってください．
- また，接続部の開閉は感染の機会になるため，排液の廃棄は必要最小限にします．

2）ドレーン刺入部

- PTBD，PTGBDの刺入部は，透明フィルムやガーゼで保護します．
- 刺入部に出血などの汚染がある場合は，10％ポビドンヨードで消毒します．

4 胆道ドレナージの合併症

- 胆道ドレナージではさまざまな合併症が考えられるため，留置中は，排液の状態とともに，バイタルサインや全身状態の観察を行う必要があります．
- 主な症状としては，発熱・腹痛（膵炎，胆管炎，腹膜炎などが原因），ショック（胆管炎や敗血症が原因）があります．経皮経肝的ドレナージでは，挿入時の合併症である気胸が原因の呼吸困難や出血も起きることがあります．

1）内視鏡的ドレナージ

- 急性膵炎：内視鏡的ドレナージでは，ドレーン挿入時に乳頭部を操作するため，急性膵炎を起こすことがあります．ドレーン挿入時に内視鏡的乳頭括約筋切開術（EST）を同時に行った場合は，急性膵炎を起こす危険性が高まります．
- 急性胆管炎：内視鏡的逆行性胆道ドレナージ（ERBD）や内視鏡的逆行性胆嚢ドレナージ（ERGBD）では，ステントの自然脱落によるドレナージ不良や逆行性感染により，胆管炎をきたす危険性があります．
- ショック：急性胆管炎や敗血症からショックを起こすことがあります．

2）経皮経肝的ドレナージ

- 腹腔内出血：肝実質を経て胆管穿刺するため，穿刺部位周囲に存在する肝動脈や門脈を損傷させ，腹腔内出血を起こす危険性があります．止血困難な状況では，ショックを起こす危険性がありますので注意が必要です．
- 腹膜炎：出血や胆汁が腹腔内に漏れることで，腹膜炎を起こすことがあります．
- 気胸：肝右葉から穿刺する場合では，胸腔を穿刺し気胸を起こすことがあります．

5 胆道ドレーンの抜去の判断

- 内視鏡的経鼻胆道ドレナージ（ENBD），経皮経肝的胆道ドレナージ（PTBD），経皮経肝的胆嚢ドレナージ（PTGBD）などの体外ドレナージでは，ドレーンの抜去は，ドレナージ目的の原因の除去，症状の軽減，採血データなどから総合的に判断されます．
- しかし，内視鏡的逆行性胆道ドレナージ（ERBD）や内視鏡的逆行性胆嚢ドレナージ（ERGBD）などのステント留置による体内ドレナージでは，原疾患の状況により，長期間の留置や入れ替えを行い，反復留置する場合があります．

6 胆道ドレナージ中の移動時の管理方法

- ENBD，PTBD，PTGBD など体外に胆汁をドレナージする場合は，逆行性感染や有効なドレナージができなくなるため，刺入部よりも排液バックが高くならないように注意します．
- 上記のドレナージ中の患者さんは歩いて移動することがあります．離床時は点滴スタンドの下方にドレナージバックを装着し，ドレーンが引っかかり抜けないよう，ドレーンに余裕をもたせることがポイントです．

7 胆道ドレナージのトラブルシューティング

1）ドレーンが抜けた!!　抜けかけている!!

状況・起こりうる事態
- ドレーンが抜けたり留置位置がずれたりすると，ドレナージ不良が生じます．

観察点
- ドレーン刺入部からの出血や胆汁などの漏れの有無を観察し，患者さんの自覚症状を確認します．

対応方法
- 内視鏡的経鼻胆道ドレナージ（ENBD）では，固定位置の確認を行い，どのくらい抜けているのか確認して医師へ報告します．
- 経皮経肝的胆道ドレナージ（PTBD），経皮経肝的胆嚢ドレナージ（PTGBD）では，刺入部からの出血や胆汁などの漏れがないか観察し，どのくらい抜けているか確認後，医師へ報告します．出血がある場合は，清潔ガーゼなどで刺入部を圧迫します．

2）胆汁排液がドレナージされない!!

状況・起こりうる事態
- ドレーンの閉塞や屈曲，胆管内に留置されたドレーン先端が腸管内や肝内胆管に脱落したことなどが原因に考えられます．ドレナージ不良が生じるため，腹部症状などが

> **Column** 内視鏡的と経皮経肝的はどちらがよい？

- 胆道ドレナージは，内視鏡的ドレナージと経皮経肝的ドレナージに大別されますが，現時点において両者の優劣や第一選択については明確にされていません．しかし，合併症のリスクなどの点から，選択できる状況であれば，内視鏡的ドレナージを優先すると考えられています．
- また，内視鏡的経鼻胆道ドレナージ（ENBD）と内視鏡的逆行性胆道ドレナージ（ERBD）においても治療における有意差はみられません[1,2]．しかし，ENBDは経鼻的に留置するため，高齢者などドレーンを自ら抜いてしまう可能性がある場合はERBDが望ましいと考えられます[1]．

項目	ENBD	ERBD・ERGBD	PTBD・PTGBD
適応	胆管狭窄（胆管結石　腫瘍）		内視鏡では不可能な胆管狭窄
利点	・胆汁の性状や量が観察できる ・検体の採取が可能 ・胆管内の洗浄が可能 ・ベッドサイドで抜去が可能	・生理的な腸肝循環が保たれる ・不快感がない ・経口摂取に支障がない ・長期間の留置が可能	・胆汁の性状や量が観察できる ・検体の採取が可能 ・胆管内の洗浄が可能
欠点	・不快感が強く，自己抜去の危険性がある ・経口摂取に支障がある ・胆汁排出による電解質異常を起こす危険性がある	・逆行性胆管炎のおそれがある ・ステントが自然脱落する場合がある ・ステントが閉塞することがある ・ステントの入れ替えには内視鏡が必要	・穿刺による出血や気胸などを起こす危険性がある ・穿刺に苦痛を伴う ・自己抜去の危険性がある ・胆汁排出による電解質異常を起こす危険性がある

1) Lee DW, Chan AC, Lam YH et al : Biliary decompression by nasobiliary catheter or biliary stent in acute suppurative cholangitis : a prospective randomized trial. Gastrointest Endosc 56 : 361-365, 2002
2) Sharman BC, Kumar R, Agarwal N et al : Endoscopic biliary drainage by nasobiliary drain or by stent placement in patients with acute cholangitis. Endoscopy 37 :439-443, 2005

生じる可能性があります．

観察点
- 腹部症状の出現などを観察します．

対応方法
- 屈曲・閉塞などがあれば直し，それらが原因でなければ医師へ報告します．

H 胃ドレナージ

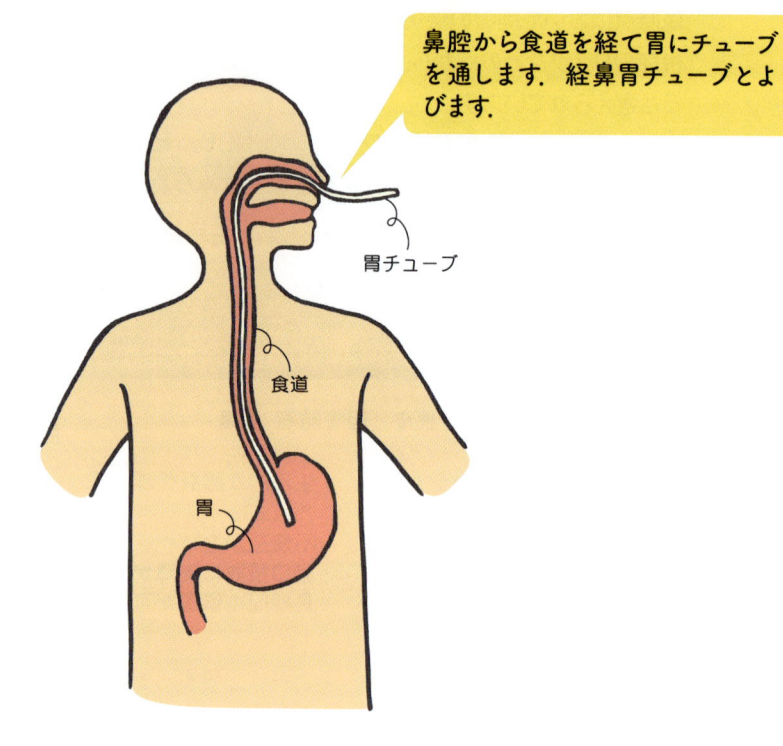

鼻腔から食道を経て胃にチューブを通します．経鼻胃チューブとよびます．

胃チューブ

食道

胃

- 胃ドレナージは，通常は自然圧によるドレナージです．
- 胃チューブには単孔式（単腔型）を使う場合とサンプ型（複腔型）を使う場合があります．
- 多くの施設では単孔式の胃チューブが用いられているようですが，サンプ型では主管による排液とは別に副管から外気が胃内に導かれるため，側孔に胃粘膜が吸着しにくい利点があります（19ページ参照）．

看るべきところ

- 胃チューブが適切に胃内に留置されているか（誤って気管に入っていないか）
- チューブ固定の位置は適切か
- ドレーン固定部に皮膚障害はないか
- 排液の性状・量は正常か
- 患者さんの口腔内は清潔か

1 胃ドレナージの目的と適応

- 経鼻胃チューブの目的には大きく分けると胃内容のドレナージ，栄養管理の2つがあります．ここでは，前者のドレナージについて述べます．
- 胃ドレナージの目的には，腹部手術における術中・術後や人工呼吸器管理中の胃内減圧が挙げられます．術後，消化管の蠕動運動が一時的に抑制されるため，胃内容を排出することで，胃内に飲み込まれた空気や貯留した胃液などの嘔吐による誤嚥を予防します．
- また，術後の上部消化管出血の有無を確認するための情報的ドレナージとしても使用されます．

適応	目的
食道がん術後	残胃内容物の吸引，減圧による縫合不全の防止，吻合部出血に対する情報的ドレナージ
肝胆道系手術後，胆管消化管吻合術後	胃内減圧
膵頭十二指腸切除術後	胃内減圧による縫合不全の防止，胃内出血に対する情報的ドレナージ
結腸切除術後	術後の一過性麻痺性イレウスによる胃液の停滞の防止とイレウスの悪化の予防

> **ワンポイント**
>
> **胃チューブ挿入位置の確認**
> - 鼻腔から胃チューブを挿入する際，誤ってチューブが気管に入ってしまうことがあります．胃チューブから栄養を送る場合は，肺に栄養を送ることになり，肺炎の原因となります．
> - そこで，カテーテルチップで胃内容物を吸引し，きちんと胃に挿入されているかを確認します．また，胸部X線画像で胃チューブ先端位置を確認します．

> **ワンポイント**
>
> **pHチェック**
> - カテーテル挿入後，吸引物を採取できればpH測定を行います．
> - カテーテルが胃内に挿入されていれば，吸引内容物には胃酸が含まれているため，内容物のpHは5.5以下となります．

2 胃ドレナージの管理・観察のポイント

1）胃チューブの固定方法

- 挿入位置（長さ）を確認し，胃チューブ固定部に油性のペンでマーキングを行い，鼻翼または鼻の下にテープで固定します．次に，チューブをゆとりをもって湾曲させ，頬に固定します．頬に固定するのは体位変換などでの予定外抜去の予防と，鼻翼に振動が波及し不快感を与えるのを予防するためです．
- 男性の場合は皮脂や髭のためテープが剥がれやすいことがあります．マーキング部にずれがないかを確実に観察すること，テープが剥がれていないかを確認することが重要です．

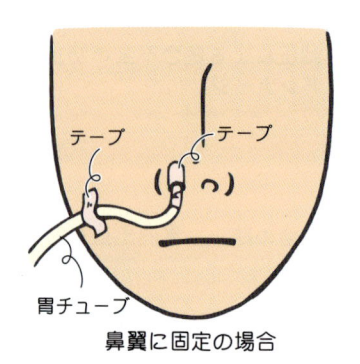

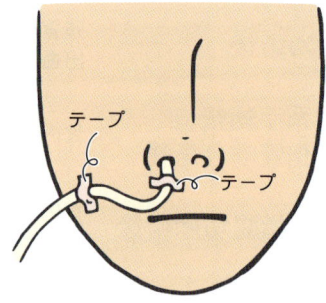

鼻翼に固定の場合　　　　　鼻の下に固定の場合

2）胃チューブの固定の確認

- 胃チューブは適切な位置に留置されている必要がありますので，胃チューブの固定位置がずれていないか，固定テープが剥がれかけていないか確認します．

> **根拠**
> ・胃切術後に挿入された胃チューブは，チューブの先端が吻合部などに接触しないように留置位置が設定されています．また，胃粘膜の浮腫が起こりやすく，留置位置のずれは胃壁の壊死や縫合不全などの合併症を誘発する危険性があります．
> ・ほかの術後に挿入された胃チューブにおいても，先端部のずれにより効果的な減圧ができない場合もあります．
> ・そのため，胃チューブの固定位置がずれていないか，固定テープが剥がれかけていないか確認することは重要です．

3）胃チューブ挿入部周囲の皮膚障害

- 経鼻胃チューブ挿入中は，その刺激によって鼻中隔や鼻翼にびらんや潰瘍が容易に形成されます．
- 胃チューブが接している部分に皮膚障害がないか確認します．固定部の観察を行い，胃チューブによる圧迫の有無を確認し，定期的に固定部位を変えます．
- 皮膚の弱い患者さんには，胃チューブと鼻中隔・鼻翼の接触部やテープ固定部に，予防的に皮膚保護剤を使用するなど工夫します．

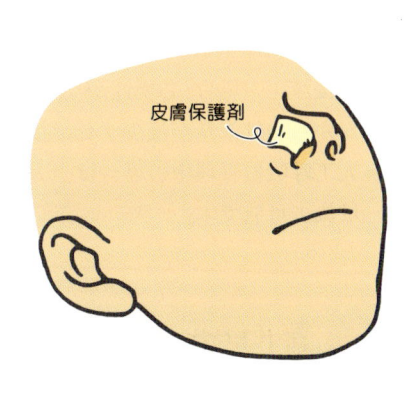

皮膚保護剤

4）排液の観察

- 排液が黄色であれば腸液の逆流を，緑色であれば胆汁の逆流を考えます．
- 暗赤色であれば古い血液の可能性が高いと考えられますが，鮮紅色は上部消化管からの出血を考えます．

3　胃ドレナージの感染対策

- 排液バックを床に付けないように管理します．
- 排液の廃棄時は標準予防策を行います．

> **ワンポイント**
> - 通常，胃内pHは2未満であり，細菌の多くは生存することができません．そのため，ほかのドレナージと比べると徹底した清潔操作は不要といえます．
> - しかし，H_2ブロッカー使用患者さんでは，胃内pHが4以上となり細菌が増殖しやすい環境となり注意が必要です．

4　胃ドレナージの合併症

- 長期間の挿入では，副鼻腔炎を合併することがあります．
- テープ固定による皮膚トラブルや固定時の圧迫による皮膚潰瘍があります．
- そのほか，挿入時の気管への誤挿入や鼻出血があります．

5 胃チューブの抜去の判断

- 抜去時期については医師の判断が必要です．
- 術後減圧の場合，必要性がなくなった，または胃や腸管の蠕動運動が回復し胃ドレナージからの排液量が減少すれば抜去を検討します．
- 人工呼吸器管理中の場合は，人工呼吸器からの離脱と胃や腸間の蠕動運動が回復すれば抜去可能です．

6 胃ドレナージ中の移動時の管理方法

- 移動時は排液バックが床に付いたり，引っかかったりしないように管理します．
- その際，排液バックの固定位置を変更する場合は患者さんより高い位置へ排液バックを上げないようにします．
- 場合によっては接続部から排液バックを外し移動する場合もあります．その際は，胃チューブの先端をガーゼで保護するなどし，清潔に保つようにします．

7 胃ドレナージのトラブルシューティング

1）胃チューブが完全抜去した！！

状況・起こりうる事態
- 抜去事故の頻度が高いチューブであり，挿入目的により注意事項が異なるので，挿入目的を把握しておきます．
- 上部消化管穿孔時の胃チューブの場合は，術後腸蠕動不良によって貯留する消化液を体外に排出し減圧を図ることが目的であるため，ドレナージができないと，嘔気・嘔吐などにつながる可能性があります．

観察点
- 排液が多くなければ再挿入せずに様子を観察しますが，嘔気・嘔吐の有無を観察します．

対応方法
- 早急に医師に報告し対処します．

> **ワンポイント**
> - 上部消化管の術後に留置した胃チューブは，万が一，抜去や位置がずれてしまっても，盲目的に再挿入を行ってはいけません．吻合部への接触により縫合不全などの危険性があります．

I 整形外科手術後ドレナージ

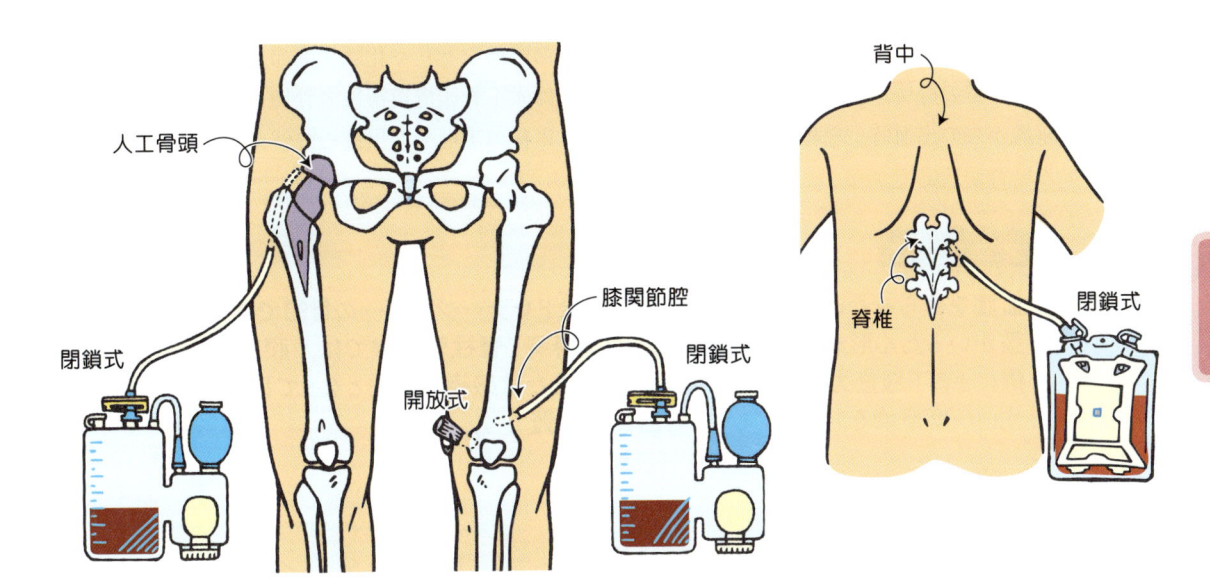

（図：人工骨頭、閉鎖式、開放式、膝関節腔、閉鎖式、背中、脊椎、閉鎖式）

- さまざまな整形外科手術後に，必要に応じてドレーンが留置されます．上の図は，人工骨頭置換術後ドレナージ，膝関節腔ドレナージ，脊椎術後ドレナージの例です．
- 開放式ドレナージ（ペンローズドレーンなど）の場合と，閉鎖式ドレナージ（低圧持続吸引）の場合があります．

看るべきところ

【閉鎖式の場合】
- 排液バックの陰圧が適切に実施されているか
- ドレーンに屈曲や閉塞はないか
- ドレーンと排液バックの連結部が外れていないか
- ドレーンの固定は適切か，ずれはないか
- ドレーン固定部に皮膚障害はないか
- ドレーン刺入部に出血や滲出液による汚染はないか
- ドレーン刺入部に感染徴候はないか
- 排液の性状・量は正常か

【開放式の場合】
- ドレーンの固定は適切か，埋没防止の安全ピンがされているか
- ドレーン刺入部に出血や滲出液による汚染はないか
- ドレーン刺入部に感染徴候はないか
- 排液を吸収させるガーゼが上層まで汚染されていないか
- 排液の性状・量は正常か

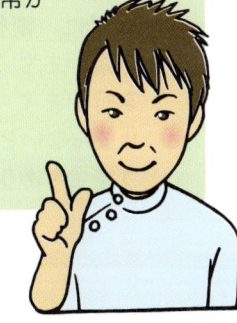

1　整形外科手術後ドレナージの目的と適応

- 関節内の血腫形成や細菌感染を予防するための血性排液の除去，関節内の腫脹による疼痛の軽減のための排液による減圧，関節内の貯留液の性状の観察が目的です．
- 関節腔ドレナージは関節手術後（骨折，人工関節置換など）や化膿性関節炎による関節内の膿の貯留，人工骨頭置換術後ドレナージは人工骨頭置換術後の骨切り部や軟部組織からの出血時，脊椎術後ドレナージは脊椎術後の出血や滲出液の貯留が考えられる場合が適応です．

> **ワンポイント**
> - 血腫を作らせないことが整形外科手術後ドレナージの第一の目的です．血腫がいったん形成されてしまうと，神経麻痺（脊柱管狭窄では，腰神経麻痺による下肢筋力低下），疼痛の原因，または感染の原因となってしまいます．一度麻痺を起こしてしまうと回復が困難です．

2　整形外科手術後ドレナージの管理・観察のポイント

1）閉鎖式の場合

- 外気と交通させずに清潔に保つことが重要です．排液バック内の貯留液を頻回に廃棄することは，感染の機会を増やすことになるので，避けるのが望ましいでしょう．また，廃棄する際はドレーンをクランプし，排液を逆行させないよう注意が必要です．
- 通常はSBバックやJ-VACなどの低圧持続吸引ができる排液バックを使用します．医師の指示に従い適切な圧が実施されているかの確認を行います．低圧持続吸引の排液バックそのものの管理・観察のポイントは，99～101ページを参照してください．
- 排液の観察では，血性，膿性でないか，混濁していないか，浮遊物やにおいがないか確認します．
- 脊椎術後ドレナージの排液の性状がさらさら透明の場合は髄液漏が考えられます．その際にはすぐに医師への報告が必要です．

> **ワンポイント**
> - 脊椎術後は，基本的には低圧持続吸引を行います．効果的なドレナージが行えないことで血腫を形成し，神経圧迫をきたすことがありますので，神経圧迫症状の観察が必要です．
> - 反対に，術後しばらくしてもドレーンの排液量が減少しない場合は髄液漏を疑います．その際は，頭痛や嘔気・嘔吐などの低髄圧症状に注意し観察を行います．低圧持続吸引によって陰圧をかけすぎることで髄液の漏出が止まらないと考えられる場合は，例外的に陰圧をかけずにドレナージを行う場合もあります．

2）開放式の場合

- ドレーンからの排液を滅菌ガーゼなどにより吸収させます．排液が多くなりガーゼに吸収できなくなると，排液と不潔部との交通が生じ逆行性感染を引き起こす可能性があるため注意が必要です．
- ガーゼ汚染時はすみやかにガーゼ交換を行います．交換時は手洗い，擦式手指消毒を実施後，滅菌手袋を装着して行います．不適切・不必要な処置にて感染を助長させないよう注意が必要です．

> **ワンポイント**
> - 開放式ドレナージは閉鎖式ドレナージと比べて逆行性感染の危険性が高いため，最近では，化膿性関節炎での緊急排液目的以外では使用される頻度は低くなっています．

3　整形外科手術後ドレナージの感染対策

- ドレーンを扱うときは手術部位感染症（SSI：surgical site infection）を予防するため手洗い，擦式手指消毒を実施し滅菌手袋を装着し行います．
- 人工関節の感染はいったん発症すると難治性であり，もっとも避けたい合併症です．

4　整形外科手術後ドレーンの抜去の判断

- 48時間以上関節内にドレーンを留置すると，ドレーン自体が感染源になる可能性があるため，原則として術後48時間以内に抜去します．

5　整形外科手術後ドレナージのトラブルシューティング

1）ドレーンが完全抜去した!!

状況・起こりうる事態
- 出血が止まっていない状況でドレーンが抜去された場合，血腫形成の可能性があります．血腫は，神経麻痺，疼痛，感染などを引き起こす可能性があります．

観察点
- 創部の様子，創周囲の状況を観察します．また，神経麻痺の観察も行います．

対応方法
- 清潔なガーゼなどを当てて刺入部を清潔に保ち，早急に医師へ報告します．

> **Column** 整形外科手術後ドレナージに関する研究の紹介

- 人工関節置換術後，数時間ドレーンをクランプすることにより，術後の総出血量が減少したとの報告があります[1,2]．
- 人工骨頭置換術後において，ドレーンを留置しない例とドレーンを留置した例とで，術後の出血量，在院日数，創治癒までの日数，創部感染や血栓性静脈炎の発生率および術後可動域に差がないとの報告があります[3]．

文献
1) 崎原春幸ほか：膝人工関節置換術の術後出血抑制のための一工夫．整形外科と災害外科 31 (5)：543-545, 1988
2) 千田治道ほか：人工膝関節置換術後の術後出血対策—ドレーンクランプ法の追試．整形外科と災害外科 38 (4)：1739-1742, 1990
3) 大森貴夫ほか：大腿骨頚部骨折に対する人工骨頭置換術におけるドレーン留置必要性の検討．骨折 34 (4)：865-867, 2012

●参考文献●

● 1章B
1) 勝博史：ドレーン管理の基礎を理解する．重症集中ケア 11 (1)：100-105，2012
2) 米谷恭子：ドレーンの種類と特徴．重症集中ケア 11 (3)：116-126，2012

● 1章D
1) 勝博史：ドレーン管理の基礎を理解する．重症集中ケア 11 (1)：100-105，2012

● 2章D
1) 高野理映：脳外科領域のドレーン管理．重症集中ケア 11 (4)：121-126，2012

● 3章A
1) 勝博史：ドレーン管理の基礎を理解する．重症集中ケア 11 (1)：100-105，2012
2) 米谷恭子：ドレーンの種類と特徴．重症集中ケア 11 (3)：116-126，2012
3) 星英輝：胸部外科領域のドレーン管理．重症集中ケア 11 (5)：111-118，2012

● 3章C
1) 小澤瀞司・福田康一郎編：標準生理学，医学書院，2010
2) 池田亮，倉田良子：ドレーン管理の基本①ドレーンの留置方法，刺入部の管理．BRAIN NURSING 27 (6)：20-25，2011
3) 池田亮，倉田良子：ドレーン管理の基本②ドレーンの留置中の観察項目．BRAIN NURSING 27 (6)：26-32，2011

● 3章D
1) 田尻征治：スパズムの機序と確定診断．BRAIN NURSING 28 (1)：68-73，2012
2) 甲斐豊：スパズムの治療．BRAIN NURSING 28 (1)：74-78，2012

● 3章G
1) 小澤瀞司，福田康一郎編：標準生理学，医学書院，2010
2) 小林省吾，江口英利，和田浩志ほか：ENBD・ENPD．消化器外科NURSING 16 (9)：902-905，2011
3) 小林省吾，江口英利，和田浩志ほか：ERBD・ERPD．消化器外科NURSING 16 (9)：906-910，2011
4) 西尾秀樹：PTBDチューブ・ENBDチューブ．消化器外科NURSING 16 (6)：607-612，2011
5) 西香織：胆汁うっ滞に対処する！ 胆道ドレナージ．月刊ナーシング 29 (3)：38-40，2009

● 全体
1) 永井秀雄，中村美鈴編：臨床に活かせるドレーン＆チューブ管理マニュアル，学研メディカル秀潤社，2011
2) 竹末芳生，藤野智子編：術後ケアとドレーン管理，照林社，2009
3) 佐藤憲明編：ドレナージ管理＆ケアガイド，中山書店，2008
4) 清水潤三，曽根光子著：はじめてのドレーン管理，メディカ出版，2007
5) 窪田敬一編：最新 ナースのための全科ドレーン管理マニュアル，照林社，2005

索　引

和文索引

▼あ
アラーム　59
安全ピン　20
移動時の管理方法
　―胃ドレナージ　156
　―胸腔ドレナージ　89
　―心囊ドレナージ　104
　―スパイナルドレナージ
　　133
　―胆道ドレナージ　150
　―脳室ドレナージ　117
　―脳槽ドレナージ　127
　―腹腔ドレナージ　141
胃ドレナージ　152
陰圧創傷治癒システム　62
ウィンスロー孔　135
ウォーターシール　70
エアフィルタ　72
エアリーク　84
オーバードレナージ　111, 116

▼か
開通確認　23
開放式ドレナージ　9
開放式ドレナージシステム　63
合併症
　―胃ドレナージ　155
　―胸腔ドレナージ　87
　―心囊ドレナージ　102
　―スパイナルドレナージ
　　133
　―胆道ドレナージ　149
　―脳室ドレナージ　116
　―脳槽ドレナージ　127
　―腹腔ドレナージ　140
間欠的吸引　13
間欠的ドレナージ　13

感染対策　38
　―胃ドレナージ　155
　―胸腔ドレナージ　86
　―心囊ドレナージ　102
　―スパイナルドレナージ
　　132
　―整形外科手術後ドレナージ
　　159
　―胆道ドレナージ　149
　―脳室ドレナージ　115
　―脳槽ドレナージ　127
　―腹腔ドレナージ　141
感染徴候　34
管理・観察
　―胃ドレナージ　154
　―胸腔ドレナージ　80
　―心囊ドレナージ　99
　―スパイナルドレナージ
　　131
　―整形外科手術後ドレナージ
　　158
　―胆道ドレナージ　147
　―脳室ドレナージ　110
　―脳槽ドレナージ　124
　―腹腔ドレナージ　137
気胸　79
気泡　84
逆行性感染予防　39
吸引圧制御室　69
胸腔ドレナージ　78
胸腔ドレナージシステム　67
凝血塊　100
胸水　79, 85
屈曲予防　28
経皮経肝的胆道ドレナージ
　145
経皮経肝的胆囊ドレナージ
　145
血胸　79, 85

コアグラ　100
高陰圧アラーム　59
硬膜外ドレナージ　126
硬膜下血腫　116
硬膜下ドレナージ　126
呼吸性移動　82, 83
コンパクトドレーンユニット　60

▼さ
サイフォンの原理　11, 111
再膨張性肺水腫　88
3点テーピング　90
サンプ型　19, 21
サンプ効果　19
三連ボトルシステム　69
事故予防　29
自然圧ドレナージシステム　63
持続吸引　13
持続的ドレナージ　13
ジャクソン・プラット　レザボワ
　51
受動的ドレナージ　11
消毒薬　32
情報的ドレナージ　6
診断的ドレナージ　6
心タンポナーデ　98
心囊穿刺　97
心囊ドレナージ　96
髄液　74
水頭症　109
水封　70
水封室　69, 70
数字評価尺度　36
スタンダードプリコーション　39
スパイナルドレナージ　129
スパズム　128
整形外科手術後ドレナージ
　157
精神的ケア　42

接続外れ 29
0点 73, 110
せん妄 43

▼た
体位ドレナージ 25
体位変換 25
タイガン 29
ダグラス窩 135
単純丸型 17
胆道ドレナージ 144
チェスト・ドレーン・バック 67
チャンバー 72
チューブ型 17, 21
治療的ドレナージ 7
低圧持続吸引 10
低圧持続吸引システム 46
適応
　―胃ドレナージ 153
　―胸腔ドレナージ 79
　―心嚢ドレナージ 97
　―スパイナルドレナージ 130
　―整形外科手術後ドレナージ 158
　―胆道ドレナージ 145
　―脳室ドレナージ 108
　―脳槽ドレナージ 123
　―腹腔ドレナージ 136
テープ固定 30, 31
デュープル型 18
電動式低圧吸引器 56
疼痛 35, 86
疼痛評価スケール 36
トラブルシューティング
　―胃ドレナージ 156
　―胸腔ドレナージ 90
　―心嚢ドレナージ 105
　―スパイナルドレナージ 133
　―整形外科手術後ドレナージ 159
　―胆道ドレナージ 150
　―脳室ドレナージ 118

　―脳槽ドレナージ 127
　―腹腔ドレナージ 142
ドレナージの
　―吸引間隔 13
　―原理 10
　―排液方法 8
　―分類 6
　―目的 2, 6
ドレーン
　―固定部の皮膚障害 34
　―刺入部の感染徴候 34
　―の形状 16
　―の固定位置 25
　―の素材 16
　―のテープ固定 30, 31
　―の抜去（予定抜去） 37
　―留置部位 14

▼な
内視鏡的逆行性胆道ドレナージ 145
内視鏡的逆行性胆嚢ドレナージ 145
内視鏡的経鼻胆道ドレナージ 145
握り型低圧持続吸引システム 51
膿胸 79, 85
脳血管攣縮 128
脳室ドレナージ 107
脳室ドレナージシステム 72
脳槽ドレナージ 122
能動的ドレナージ 10

▼は
排液室 69
排液の性状 33
排液量 33
肺水腫 88
拍動 115
抜去の判断
　―胃チューブ 156
　―胸腔ドレーン 88
　―心嚢ドレーン 102

　―スパイナルドレーン 133
　―整形外科手術後ドレーン 159
　―胆道ドレーン 150
　―脳室ドレーン 117
　―脳槽ドレーン 127
　―腹腔ドレーン 141
バネ式低圧持続吸引システム 48
バルーン式低圧持続吸引システム 54
半閉鎖式ドレナージ 8
皮下気腫 87
皮下ドレナージ 126
皮膚障害 34
標準予防策 39
フィルム型 20, 21
フェイス・スケール 36
腹腔ドレナージ 134
プリーツ型 17
ブレイク型 19, 21
閉鎖式ドレナージ 8
閉鎖式ドレナージシステム 65
閉塞予防 23
ペンローズドレーン 20

▼ま
埋没 30
マキシマルバリアプリコーション 94
マルチスリット型 19, 21
ミルキング 24, 26
メラサキューム 56
毛細管現象 11, 18
目的
　―胃ドレナージ 153
　―胸腔ドレナージ 79
　―心嚢ドレナージ 97
　―スパイナルドレナージ 130
　―整形外科手術後ドレナージ 158
　―胆道ドレナージ 145
　―脳室ドレナージ 108

―脳槽ドレナージ　123
　　―腹腔ドレナージ　136
モリソン窩　135

▼や
腰椎ドレナージ　129
予定外抜去　29
予定抜去　37
予防的ドレナージ　6

▼ら
リークアラーム　59

欧文索引

BPS　36
ENBD　145
ERBD　145
ERGBD　145
J-VAC　48
NRS　36
pHチェック　153
PTBD　145
PTGBD　145
SBバック　54

看るべきところがよくわかる
ドレーン管理

2014年4月10日 第1刷発行	編集者 藤野智子,福澤知子
2019年6月20日 第4刷発行	発行者 小立鉦彦
	発行所 株式会社 南江堂
	℡113-8410 東京都文京区本郷三丁目42番6号
	☎(出版)03-3811-7189 (営業)03-3811-7239
	ホームページ https://www.nankodo.co.jp/
	振替口座 00120-1-149
	印刷・製本 小宮山印刷工業
	組版 レディバード
	装丁 野村里香

Ⓒ Nankodo Co., Ltd., 2014

定価は表紙に表示してあります.
落丁・乱丁の場合はお取り替えいたします.

Printed and Bound in Japan
ISBN 978-4-524-26749-1

本書の無断複写を禁じます.
JCOPY〈出版者著作権管理機構 委託出版物〉

本書の無断複写は,著作権法上での例外を除き,禁じられています.複写される場合は,そのつど事前に,出版者著作権管理機構(TEL 03-5244-5088,FAX 03-5244-5089,e-mail: info@jcopy.or.jp)の許諾を得てください.

本書をスキャン,デジタルデータ化するなどの複製を無許諾で行う行為は,著作権法上での限られた例外(「私的使用のための複製」など)を除き禁じられています.大学,病院,企業などにおいて,内部的に業務上使用する目的で上記の行為を行うことは私的使用には該当せず違法です.また私的使用のためであっても,代行業者等の第三者に依頼して上記の行為を行うことは違法です.

ナースビギンズシリーズ

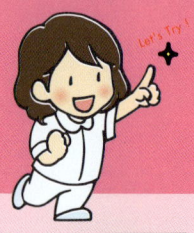

一人前をめざすナースのための
明日から使える看護手技

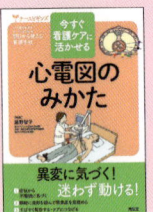

今すぐ看護ケアに活かせる
心電図のみかた
編集 藤野智子

B5判・174頁　2019.4.　定価（本体2,400円+税）　ISBN978-4-524-25951-9

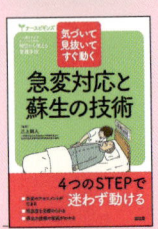

気づいて見抜いてすぐ動く
急変対応と蘇生の技術
編集 三上剛人

B5判・236頁　2016.11.　定価（本体2,700円+税）　ISBN978-4-524-26797-2

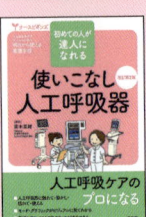

初めての人が達人になれる
使いこなし 人工呼吸器（改訂第2版）
著 露木菜緒

B5判・172頁　2016.8.　定価（本体2,300円+税）　ISBN978-4-524-25476-7

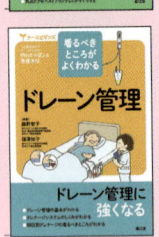

看るべきところがよくわかる
ドレーン管理
編集 藤野智子／福澤知子

B5判・174頁　2014.4.　定価（本体2,300円+税）　ISBN978-4-524-26749-1

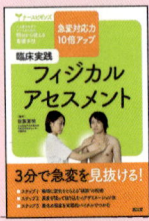

急変対応力10倍アップ
臨床実践フィジカルアセスメント
編集 佐藤憲明

B5判・182頁　2012.5.　定価（本体2,400円+税）　ISBN978-4-524-26472-8

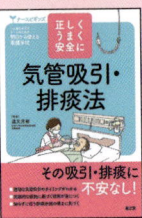

正しく・うまく・安全に
気管吸引・排痰法
著 道又元裕

B5判・126頁　2012.4.　定価（本体2,100円+税）　ISBN978-4-524-26414-8

南江堂　〒113-8410 東京都文京区本郷三丁目42-6　（営業）TEL 03-3811-7239　FAX 03-3811-7230　www.nankodo.co.jp